生殖医療の衝撃

石原 理

講談社現代新書
2383

はじめに

本書では、世界中で行われている「こどもが生まれてくるために必要な営み」について取り上げる。とはいっても、それは明かりを落とした寝室で行われる営みではない。明るい、しかし紫外線を出さないという特徴を持つＬＥＤの光に満ちた最先端のラボで白衣を着たテクニシャンによって行われている営みだ。

本書の主役は卵子と精子。受精することで新しい命を創ることに特化した生殖のための細胞だ。しかし、生殖医療が隆盛を極める現在、卵子と精子は、その生物学的な役割を超えて、時に商業製品として販売され、世界各地に国際宅配便でデリバリーされている。

私は生殖医療にかかわる医学研究者だが、卵子と精子について語るとき、時に慎重にならざるを得ない。純粋な医学や生物学の視点だけではなく、社会的、政治的役割を意識しなければならないからだ。しかし、オブラートにくるめたような言い方では、生殖医療を取り巻く状況や生命倫理をはじめとする諸問題には踏み込めない。そのために、本書では、本当は書きにくいことを、かなり思い切って書いてしまうことにする。馬齢を重ねると、さまざまなしがらみや立場が付いてきて、発言や原稿はより慎重になるべきなのだろうが、とりあえず面倒なことは忘れることにして、広く一般に知られていない事実を解き明かすとともに、ありのままの思いを記してみようと思う。

もう20年近く前になるが、筆者は『生殖革命』という本を書いた。出版されてまもなく、私はまったく見ず知らずの男性から、研究室に電話をいただいた。それは当時、大阪の国立民族学博物館に勤務していた上杉富之成城大学文芸学部教授であった。彼の「新生殖医療」の研究会へのお誘いをきっかけに、２０００年から、プロの人類学者である出口顯島根大学教授に同行して、「生殖医療」「養子」「家族」などについて、海外学術調査をはじめることになった。また、２００６年からは、世界の生殖医療の統計をまとめる生殖補助医療監視国際委員会（International Committee Monitoring ART：ＩＣＭＡＲＴ）のメンバーとして、生殖医療の国際統計について責任を持つ立場となった。このような理由で、各国の医療機関や政府組織をしばしば訪問し、調査研究のために、担当者にインタビューすることが必要となったのだ。その一方で、家族を持つために医療を受ける、あるいは過去に受けていた当事者に直接インタビューする機会もあった。「インタビュー」が、私にとって新たな主要な研究手法のひとつとなったのである。きちんとしたトレーニングを受けていない筆者にとって、ハードルの高い方法であったが、経験を重ねるうちにきわめて興味深く有用な情報を入手できるようになった。

本書には、読者各氏がおそらく、まったく聞いたこともないエピソードが多数出てくることと思う。卵子と精子が、いかにしてさまざまな役割を獲得してきたか、いや、ことによると役割を押しつけられてきたか、その物語をお読みいただき、現代の重大な課題のひとつをご理解いただければ幸いである。

２０１６年６月　　著者

目次

プロローグ

すべてはその日から始まった！

２０１０年12月10日金曜日、スウェーデンの首都ストックホルムにあるコンサートホールで、例年のように、ノーベル賞の授賞式が挙行された。

正装の受賞者関係者と報道関係者で溢れているコンサートホールは、スウェーデン国王カール16世グスタフ夫妻と王室関係者を迎える。階上に設けられたオーケストラボックスでは、スウェーデン国歌が演奏された。次いで入場したのは、各分野の受賞者たち、９名の男性であった。メダルの授与は、まず物理学賞受賞の２名から始まる。続いて化学賞受賞の３名が、国王からメダルと賞状を受け取った。

この年の生理学医学賞の受賞者は、英国の生物学者ロバート・エドワーズ（Robert Edwards）である。国王は、ノーベル賞のメダルと深紅の表紙の賞状を手に持ち、名前を呼ばれた受賞者が歩み寄るのを待つ。

ところが、このとき、国王の前に静かに歩み出たのは、黒いロングドレスに身を包んだ白髪の上品な女性であった。

内視鏡の達人ステプトー

遡ること三十余年、１９７８年7月25日のこと、英国からトップニュースが世界中に配信された。世界ではじめての体外受精（In Vitro Fertilization：ＩＶＦ）によるこどもであるルイーズ・ブラウン（Louise Brown）さんが生まれたのだ。[*1]

今日では、「体外受精」という言葉について、ほとんどの読者が少なくとも一度は聞いたことのある用語だと思う。ひとことでいうならば、卵子と精子を体外で受精させて胚を作り、女性の子宮内に移植することで妊娠を得る方法である。最近では日本で生まれるこどもの約24人に1人は、体外受精など生殖医療（Assisted Reproductive Technologies：ART としばしば略される）により妊娠したこどもたちなのだ。わが国で生殖医療により生まれたこどもたちの数の合計は、2015年までにすでに40万人を突破した。また、世界では、これまでに600万人以上のこどもたちが、これら生殖医療により出生したと推定されている。こうなると、いまさら生殖医療で生まれたこどもたちについて、特別なこどもたちだとはいえないだろう。

この英国における世界初の体外受精の成功に大きく貢献したのが、産婦人科医のパトリック・ステプトー（Patrick Steptoe）と、32年後にノーベル賞を受賞する生物学者のロバート・エドワーズであった。

当時、ステプトーは、英国中部にあるオールダム総合病院（Oldham general hospital）に勤務し、数多くの不妊症女性の診療にあたっていた。彼は、最先端の医療技術であった腹腔鏡の数少ない専門家であった。腹腔鏡とは、開腹することなく、小さな穴から細い内視鏡をおなかの中にいれることで、中を子細に観察して診断することを可能にした技術である。最近では、診断だけでなく、多くの外科や産婦人科の手術が腹腔鏡のみで行われる。

このステプトーは、医師になる前には、13歳から映画館のピアニストや教会のオルガニストもしていたそうだから、当時の操作の困難な（失礼ながら原始的といわざるをえない）腹腔鏡を自在に操ることのできる手先の器用さは、こどもの時から抜群だったのだろう。

1951年10月に医長（英国ではコンサルタントという）の職をオールダム総合病院に得たステプトーは、それまで研修を受けていたロンドンから、家族とオールダムへ引っ越した。

毎日の診療に明け暮れるある日のこと、ずいぶん前の1925年に出版されたひとつの論文を、彼は読んだ。それは、局所麻酔を行った上で、腹腔に空気をいれて膨らませ、当時すでにあった膀胱鏡（膀胱の中をのぞく内視鏡）を挿入しておなかの中を観察したという論文だった。ステプトーは、腹腔鏡の導入こそ、婦人科の不必要な開腹手術を減らすために必要なことと確信し、周到な調査と確認ののちに、1959年当時、もっとも先進的な腹腔鏡であったドイツ製機器の購入をオールダム総合病院と掛け合って成功した。そして、オールダム総合病院の腹腔鏡検査の第一号となった患者は、同じ病院に勤務する原因不明の腹痛を訴える看護師であった。

ある日、腹腔鏡検査が行われた。しかしその日、彼の用いた腹腔鏡では実際には、光量が不足していて何も見えなかったのである。

この失敗の後、同じ看護師の女性は、ステプトーが、もう一度彼女の腹腔鏡検査をやり直すことを許してくれた。そして、彼はさまざまな準備を重ね、2度目は完全に成功したのだった。彼女の骨盤内には、手術を必要とする異常は何もないことが明らかになった。そして、彼女は開腹手術をしないで済み、ステプトーは、面目を施した。その後、腹腔鏡機器や操作技術は改良と進歩を続け、ステプトーは、英国における腹腔鏡の第一人者となり、腹腔鏡についての教科書を執筆する立場となっていたのである。

さて、不妊症の原因はいろいろあるが、卵管性不妊（両側の卵管が閉塞していて卵巣から排卵した卵子が精子と出会うことができない不妊症）のように、当時の技術では、まったく治療の不可能なカップルを、ステプトーはたくさん抱えていた。彼が導入した腹腔鏡により、卵管性不妊を起こす両側卵管閉塞を確実に診断できるようになった。しかし、これに対する有効な治療は当時存在せず、両側卵管閉塞があるという事実を、こどものできない女性に正直に伝えるのは、「いわば死刑宣告だった」と、ステプトーは書いている。[*2]

ヒト体外受精のビジョナリ、エドワーズ

一方、エドワーズ博士は、エジンバラ大学で大学院生だった1950年代から、マウスの染色体、そしてマウスの体外受精や胚発生などについて研究をしていた。体外受精という新技術をヒトへ応用することについて、その当時、既にずっと考えていたと、エドワーズは自身で記している。[*3]

ヒトを対象にした生殖医療の研究では、研究のために、どのようにして卵子を得るかが大問題となる。当然ながら、ヒトの卵子は簡単に入手できるものではない。彼は、いつも婦人科疾患で手術をうけた女性から摘出した卵巣を提供してもらい、卵子を得ていた。

1963年、エドワーズはケンブリッジ大学の生理学教室に職を得た（そして、結果的に、そのまま長い間在職することになる）。ケンブリッジには、私も数回訪れたことがあるが、アデンブルック病院（Addenbrooke's Hospital）という大きな病院がある。彼は、この病院の産婦人科からヒトの卵巣組織を提供してもらったのだ。そして、ヒト卵子の体外成熟について、着実に知見を集積していった。たとえば、彼の当時用いていた培養系で卵子を培養すると、約36時間を要するものの、自然に卵子がその減数分裂を終了し、成熟する場合があることなどだ。しかし、彼が得られるヒト卵子の数はきわめて限られていた。

彼はある夜、自転車に乗って研究室に行き、直前に得られていたわずか3つの貴重な成熟卵子を入れたシャーレに、自分の精液から得た精子を振りかけて帰宅した。そして、翌朝、彼が確認に行くと、なんと、ひとつの精子が卵子に進入しているではないか。まだ受精したと言えるわけではなかったが、それがヒト卵子体外受精のはじめの一歩であった。[*4]

エドワーズは、1965年7月、より多くの卵巣組織の得られることを期待し、米国ボルティモアにあるジョンズホプキンス病院へ行った。なぜなら米国では当時、「多《た》嚢胞《のうほう》性卵巣症候群」という自然には排卵しにくい症状の女性に対して、卵巣の楔状《けつじょう》切除（卵巣の一部をくさび状に外科的切除する）という方法が標準治療として行われていた。それゆえに、切除した卵巣組織が比較的容易に入手可能だったからだ。ボルティモアでは、ヒト体外受精についての長年のライバルとなるジョージアナ・ジョーンズとハワード・ジョーンズ夫妻が研究をすすめていた。エドワーズにとって、この短期間の米国滞在は、共同研究により夫妻と体外受精についての経験を共有し、さらに豊富に得られる卵子や完備した機器を用いることのできる有意義な6週間であった。

しかし、その滞在中、エドワーズは、結果として、ひとつのヒト受精卵も得ることはできなかった。落胆したか？　そうではない。ジョーンズ夫妻の研究進展状況を詳細に知ることのできた彼は、帰路のパンナム機に乗るときに「勝ったぞ」と思ったと自著に書いているのである。見学、共同研究の申し入れには、深謀遠慮が含まれている場合もあるのだ。一方、ハワード・ジョーンズも自著で、エドワーズのこの記載について取り上げ、「エドワーズはボルティモアに来て、不妊症患者のために体外受精研究を続ける重要性を認識したのだ」と皮肉っている。[*5]

運命的な出逢い

１９６７年秋のある日、エドワーズ博士は、ケンブリッジ大学の図書館で医学雑誌をぱらぱらとめくっていた。その時ふと、「腹腔鏡」という方法の論文が目に入った。論文の著者はパトリック・ステプトーという名の産婦人科医であった。ことによるとこのステプトーならば、腹腔鏡で簡単に卵子を採取できるのではないだろうか？　彼は、その夜、さっそくステプトーに電話し、自分の体外受精研究と卵子採取についての詳しいアイデアを説明した。実はその晩は、ステプトーの執筆した腹腔鏡の教科書が出版される、ほんの直前のことであった。

ステプトーの勤めていたオールダムという場所は、ケンブリッジから１６５マイルも離れており（東名高速道路にたとえると、東京から浜松くらいの距離だ）、約３時間のドライブとなるほどの距離である。その後、ステプトーとの約束に反して、一度も電話をかけることも

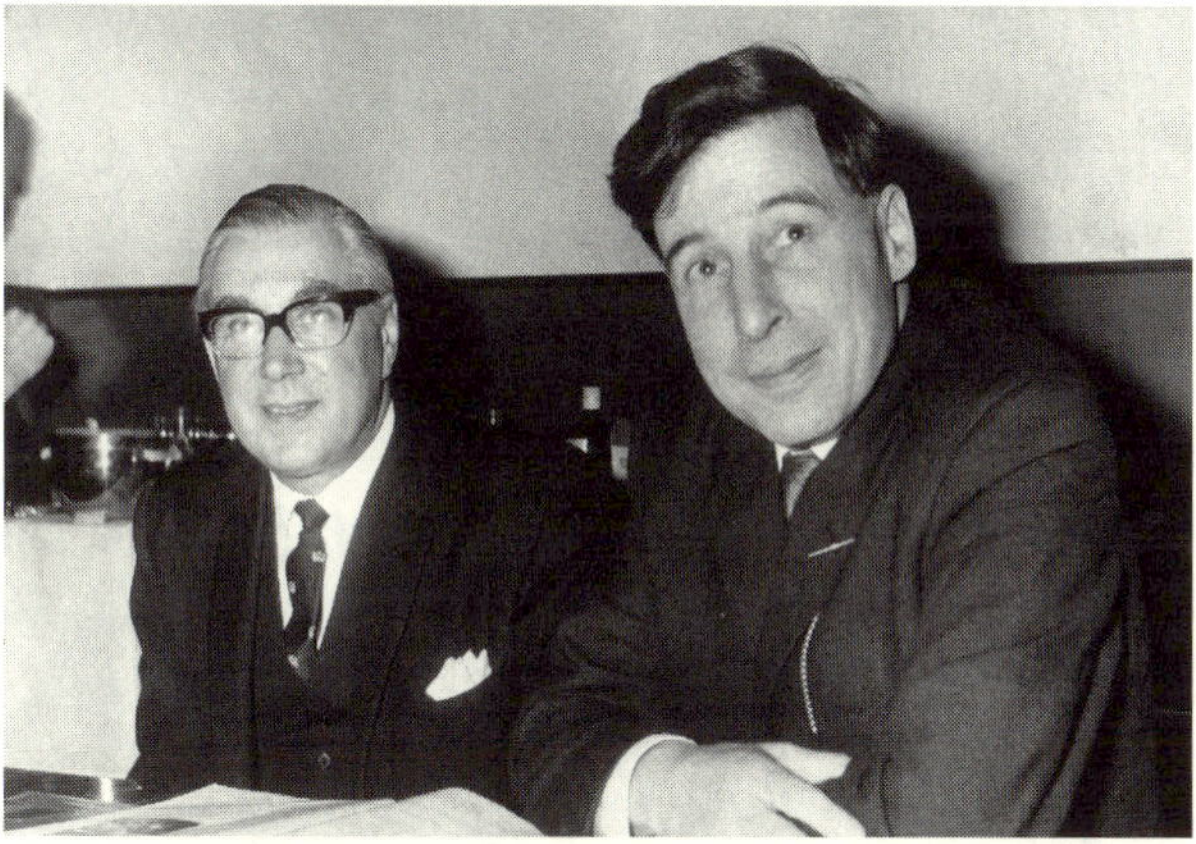

ステプトー（写真左）とエドワーズ（写真右）　（写真：Getty Images）

なく日々が過ぎた約半年後、エドワーズは、ロンドンのロイヤルソサエティにおける学会で、偶然ステプトーと出会う。その時、ステプトーは、なぜ約束通り、電話しなかったのだとエドワーズに問いただした。しかし、エドワーズは、もう既に、体外受精研究のために、ステプトーのいるオールダム総合病院に、小さな研究室を作るという決心をしていた。

その後の彼らのコラボレーションが、体外受精の成功に大きな役割を果たしたことは、誰の目にも明らかである。しかし、ここからルイーズ・ブラウンさんの誕生まで10年以上。卵巣で卵子をうまく育てるためのさまざまな方法の検討、どのようなタイミングで腹腔鏡を使い、卵子を取りに行くのか、どのように精子を下準備するのか、その他さまざまな試行錯誤が行われた。たとえば、卵子を得るために、排卵誘発剤を用いるのがよいのか、それとも何もくすりを使わない方法がよいのか。卵巣で卵子が十分に成熟したかどうか、どうやって評価するのが良いのか。これには最終的に、女性の尿中のホルモンを簡易測定する方法が用いられたのだ。いずれにせよ、ひとつの方法がうまくいかない場合は、別の方法を開発しなければならない。

エドワーズが、ケンブリッジとオールダムの間を往復した回数は、数えきれない。夜の高速道路で90マイル（約145キロ）出したこともある（制限速度は70マイル）という。幸いに彼の告白は、英国警察の耳に入らなかったものと見える。もっとも、口の悪いイギリス人に言わせると、彼の車ではそれ以上のスピードが出なかったというのが真相らしいが。

ヒトの卵子と精子を用いた体外受精というアイデアについては、当時多方面からのきびしい批判があった。1969年にはじめて受精に成功した報告が科学論文誌「ネイチャー（nature）」に掲載されたとき[*6]、エドワーズの自宅と研究室の電話は鳴り続け、各メディアで、ヒト体外受精研究の進行に関するさまざまな懸念が報道された。また、1978年、ルイーズ・ブラウンさんが生まれた前後の報道などでは、新聞社などが買収した病院職員からさまざまな不確実な情報が漏洩されたらしい。教会関係者や倫理学者などからは、今日では考えられないような批判的コメントがなされ、遠く離れた国である日本の新聞やテレビでも、それらの批判が大きく取り上げられたのだ。書くことをはばかられるような批判すらあったことを、エドワーズは明らかにしている。(試験管を使ったわけでもないのに)「試験管ベビー(Test-tube baby)」とルイーズさんが呼ばれたのは、まさにもっとも分かりやすい嘲弄だった。

実際の話、ステプトーとエドワーズは、ルイーズさんが生まれた後、各方面からの批判や非難を浴びた結果、体外受精研究に対する公的病院や大学における資金援助が得られなくなった。結果として、ステプトーは、もはやオールダムにいられなくなったのである。

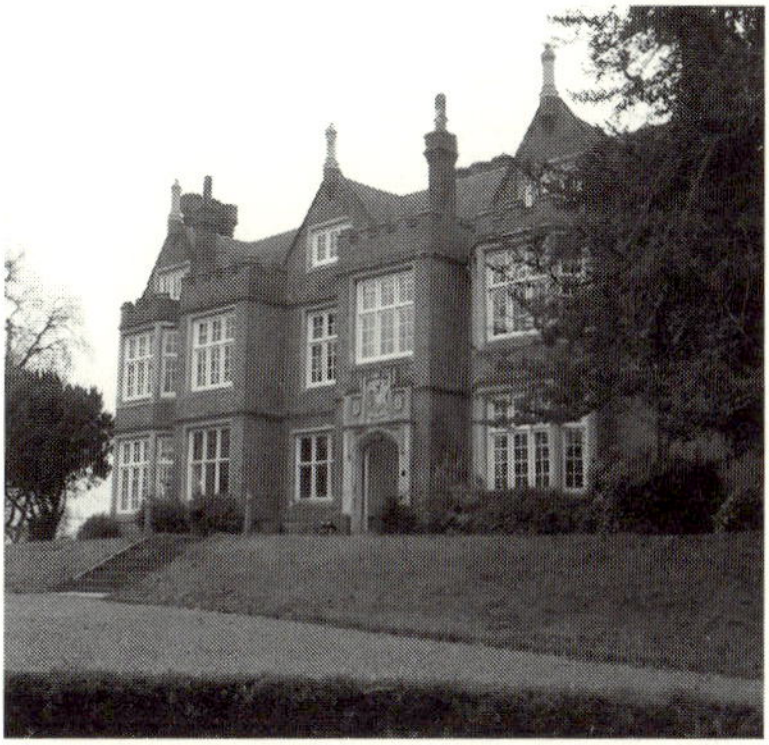

ボーンホールクリニック
現在クリニックは写真の右方向に増築されているが、雰囲気は変わっていない(2000年12月撮影)

そこで、2人は、その後の体外受精の臨床研究を続けるために、ケンブリッジ郊外にあるボーン(Bourn)という小さな村に、プライベートクリニックを設立することになった。これが、有名なボーンホールクリニック(Bourn Hall Clinic)である。この場所は、今日まで、世界中から多くの医師、研究者が研修のために、また、治療を求める多数のカップルが訪れる、いわば体外受精の聖地となっている（写真）。

ともあれ、そうした困難な時代はあったものの、やがて生殖医療は世界中で徐々に、そして幅広く受け入れられる。米国、オーストラリアなどに続いて、日本でも、1983年には東北大学の鈴木雅洲教授のグループにより、体外受精により妊娠したこどもが生まれた。

ノーベル賞審査に30年かかった理由

その後1980年代には、地道な技術改良やさまざまな器材や薬剤の開発・進歩もあり、1990年代以降、生殖医療は爆発的に各国に普及した。卵子を採取する方法は、もはや腹腔鏡を必要とせず、超音波機器で観察しながら、膣から針で採取するやり方に全面的に変わった。卵巣で発育・成熟する卵子を適切な時期にいつでも採卵するために、24時間態勢だったのが、薬剤の使用により採卵する時刻を、自由にコントロールできるようにもなった。

そして、最終的に2010年になって、エドワーズ博士には、「体外受精の開発の功績」に対してノーベル生理学医学賞が授与された。この受賞には、世界中から多くの賞賛と祝福が送られたのである。しかし、残念ながらステプトー医師は、既に1988年に亡くな

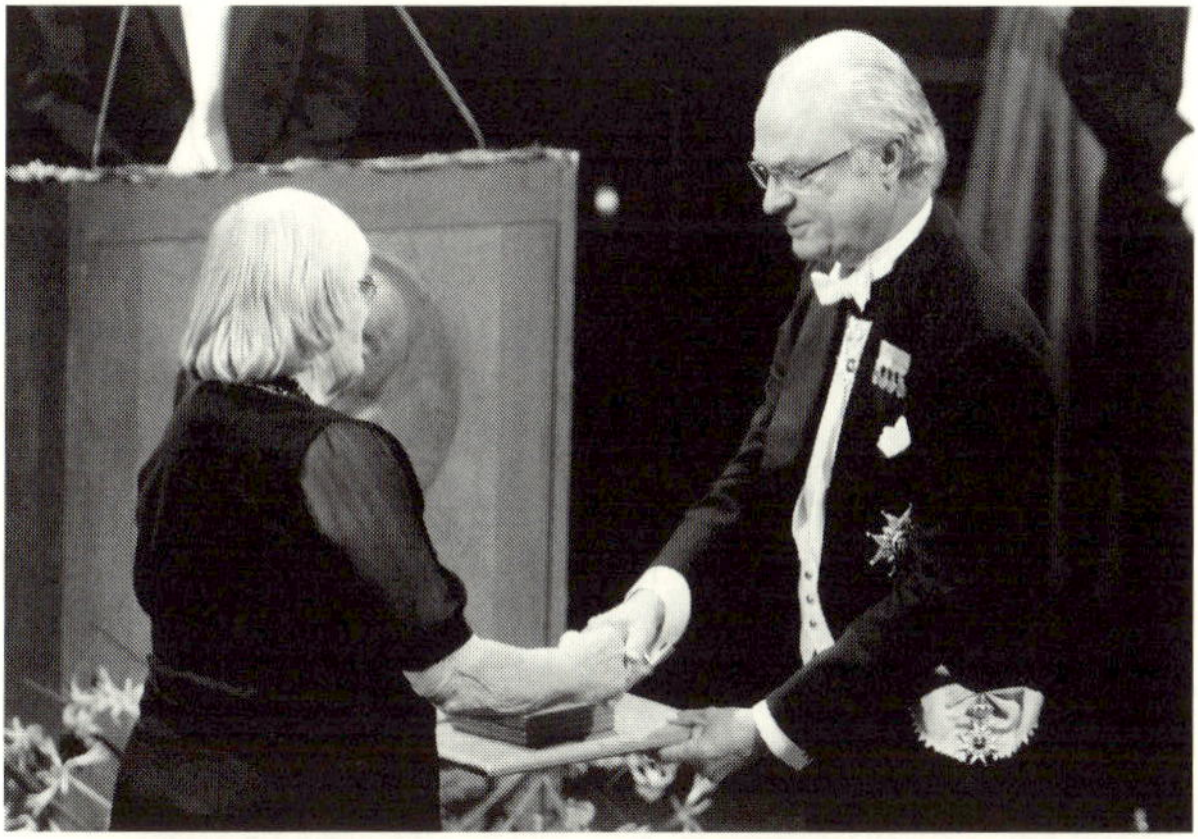

ノーベル賞授賞式には、病気のため出席できず、ルース夫人が代わりに出席し、カール16世グスタフ国王からノーベル生理学医学賞のメダルを受け取った　（写真：Getty Images）（2010年12月撮影）

っており、また、エドワーズ博士ご自身はご病気のため、スウェーデンへの渡航がかなわなかった。ストックホルムで行われたノーベル賞授賞式に出席し、カール16世グスタフ国王からメダルを受け取ったのは、奥様のルース（Ruth Fowler Edwards）さんであった（写真）。

そして、エドワーズ博士自身は、ノーベル賞受賞後の２０１３年4月10日に亡くなり、妻として、また共同研究者として彼を生涯支えたルースさんも、数ヵ月後に後を追うようにして亡くなった。

さて、この遅すぎた受賞、これほど画期的な革新的技術である体外受精にノーベル賞が授与されるまで、なぜ、30年以上という長い時間がかかったのか？　これは、多くの関係者により長い間共有されてきた疑問である。

ノーベル賞委員会は、この疑問について、かなり明確に答えている。選考にあたったクリスタ・ヘーグ（Christer Höög）教授は、エドワーズ博士の受賞に関する会見で、「体外受精により生まれたこどもたちのフォローアップ研究で、自然妊娠により生まれたこどもたちと同様に健康であることが明らかになり、技術の安全性が確立したことが重要だった」と語った。また、もちろん、この受賞理由の背景にあるさらに重要なことは、長い間解決の方法がなかった不妊症が、体外受精によりはじめて治療の対象となったことであるとした。とにかく、生殖領域におけるノーベル生理学医学賞の授与は、それまで一件もなく、エドワーズ博士の受賞が歴史上初めてのことなのだ。

ところが、バチカン当局は、エドワーズ博士のノーベル賞受賞に素早く反応し、授与を批判するコメントを出した。このニュースを伝えたＢＢＣによれば、「エドワーズ博士の受賞は完全に不適切であり、（体外受精がなければ）世界中の受精胚で満たされた多数の凍結容器はなかったはずだ」と述べたそうである（２０１０年10月４日付）。なぜなら、カトリックの考え方では、卵子と精子が受精する瞬間から生命とみなすため、卵子や精子を操作し受精させ、生命のはじまりである受精胚を凍結保存することは、明らかに不適切と判断されるからだ。

すなわち、三十数年間にわたる体外受精の実績は、多くの人々の考え方を少しずつ変えてきたが、必ずしもすべての人々の考え方を変えたわけではないことが、この声明で明らかとなった。「生殖に関してヒトが介入すること」自体を倫理的に問題視する人々にとっては、卵子と精子、そして受精胚を体外で操作する行為そのものが、相変わらず容認しがたい人為介入なのである。

とはいうものの、体外受精は、生殖そのもののありかたを大きく変え、それに引き続く技術革新も相まって、伝統的価値観への衝撃や社会文化的な変革をも伴う「生殖革命」の原点となったことは間違いない。現在もなお進行中のこの革命は、ここまでに述べたように、歴史的には1978年に始まるが、その後も数多くの欠くことのできない大きな貢献が、無名の功労者たちにより積み重ねられてきたのだ。次章では、「生殖革命」を推進した、3つの革新的技術とそれに貢献した科学者たちを取り上げる。これらのひとつでも実現されていなければ、現在に至る「生殖革命」の広大無辺な拡張は幻と終わったであろう。

*1　Steptoe PC & Edwards RG：Lancet 8085：366, 1978

*2、3　Edwards R & Steptoe P：A Matter of Life：The Story of a Medical Breakthrough. Hutchinson & Co, 1980

*4　Edwards RG：Lancet 7419：926-9, 1965

*5　Howard W. Jones Jr.：In Vitro Fertilization Comes to America, Jamestowne Bookworks, 2014

*6　Edwards RG *et al.*：Nature 221：632-5, 1969

第１章

〝世界〟を変えた３つの技術革新

生殖医療を変えた顕微授精

真冬のブリュッセルは寒い。路肩にある残雪はいつ降ったものなのだろう。それでも中央駅前から乗ったバスは満員で、コートを着込んだ私は、背負ったザックの下の汗をわずかに感じるほどであった。めざす終点の病院は、もうすぐのようだ。

私は、1992年に世界ではじめて顕微授精による妊娠を報告したベルギーのブリュッセルにあるこの大学病院(UZ Brussel)を訪れることになっていた。[*1] この病院では、顕微授精で妊娠し出生したこどもたちを長期間にわたって観察しているという。私は、こどもたちの長期フォローアップが本当に可能なのかを自らの目で確認したいのだ。

顕微授精の具体的な方法は、ニュースなどのテレビ番組で一度はごらんになった読者が多いのではないだろうか。顕微鏡で卵子を観察しながら、細いガラスのピペットに吸い込んだひとつの精子を卵子の細胞質に注入する場面(図1-1)は、不妊治療や医療の進歩を扱う番組などで、しばしば用いられる。この方法は、本来は、細胞質内注入法(Intracytoplasmic sperm injection：ICSI)、イクシーというが、現在、他の顕微授精の方法は廃れ、もっぱらこの方法が用いられるため、顕微授精＝ICSIと考えてよい。通常の体外受精は、シャーレ上で、卵巣から採取した卵子に精子をまぜて、自然に受精がおこる

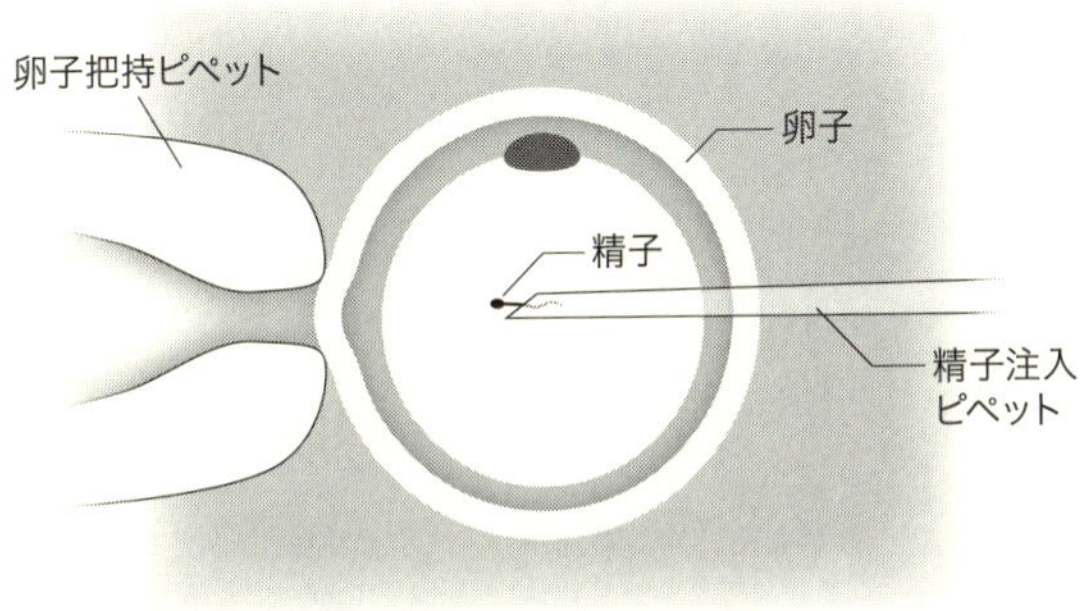

図1-1　顕微授精（Intracytoplasmic sperm injection：ICSI）
顕微鏡で観察しながら、ひとつの精子を卵子に注入する

に任せる訳だが、顕微授精はそうではないのだ。

女性の体内で繰り広げられる「精子と卵子」の邂《かい》逅《こう》は、実ははるかに劇的である。膣に射精された精液の中には数億個の精子が含まれている。精子はヒトのもっとも小さい細胞で、主要部分の大きさはわずかに０・００５㎜。もっとも大きな細胞のひとつである卵子の20分の１の大きさだ（図１－２）。

膣の中に射精された精子は、いっせいに動きだし、その中でも運動性が高いものが、膣の奥にある子宮頸部にたどりつく。さらに精子は長い旅を続けて、受精が行われる卵管膨大部に向けてサバイバルレースを続ける。卵管膨大部にたどりつくには最低でも数時間、長い場合は十数時間を要す。ここまでたどりつく精子はわずかに数十から数百個。

数億個の中から選ばれし精鋭は最後のラストスパートを見せる。最初の精子が卵子を取り囲む透明帯

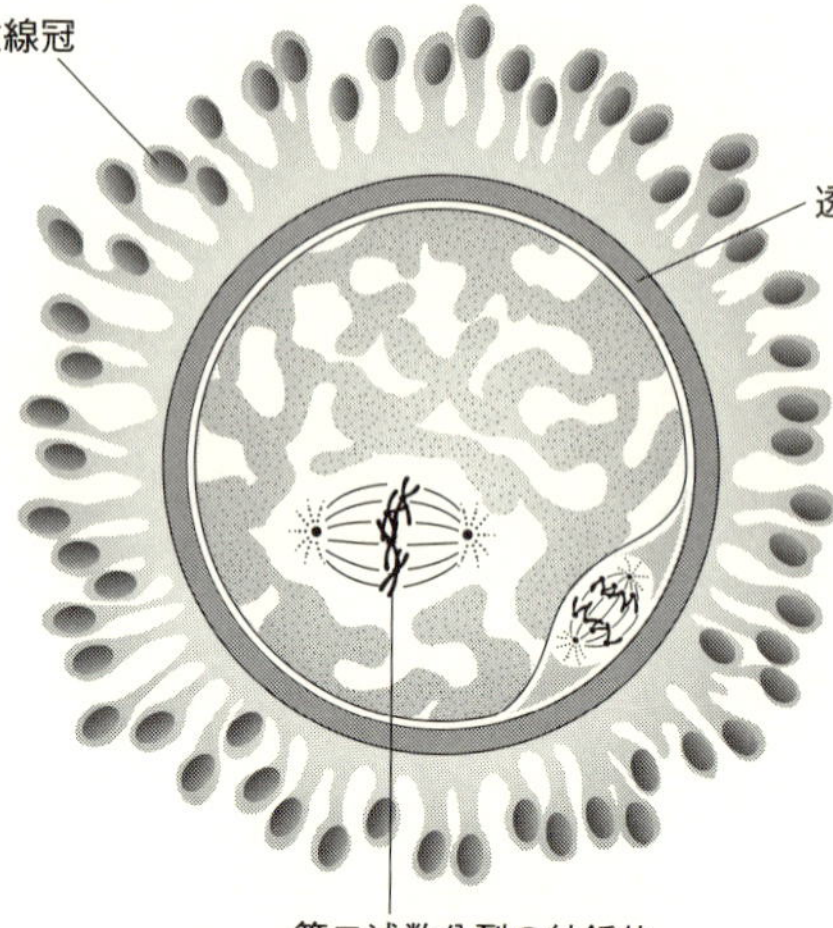

排卵直後の卵子

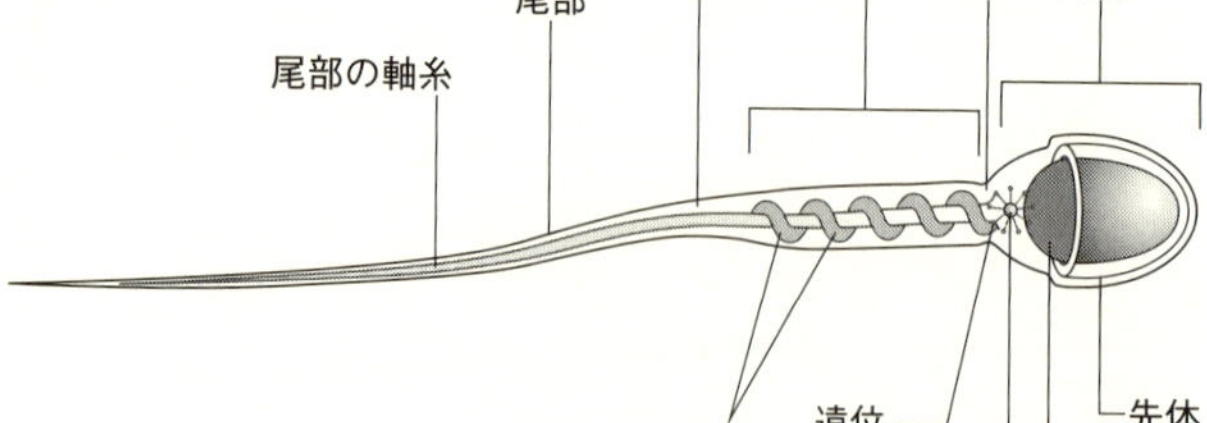

精子の構造

図1-2　卵子と精子の模式図

注．実際にこのように見えるわけではない

を進入通過し、細胞膜に結合して融合すると、その他の精子は卵子に入れなくなる。複数の精子が卵子と受精するのを避けるために必須のさまざまなメカニズムが同時に動き出すのだ。

卵子と受精できる精子はたった1個しかない。であれば、なにも数億個もいらないように思えるが、通常の性交における生殖では不思議なことにある程度の数の精子がないと受精ができないのだ。

体外受精は、卵子に精子を振りかけるというシンプルなものだが、この場合でも同様にある程度の数の運動精子が存在しない限り、受精の場面に進めない。1個の卵子と数万個の精子をシャーレで一緒に培養しないと受精現象がおきないのだ。要するに、実際に受精がおこるためには、体内だろうが体外だろうが、各精子の間の厳しい競争が必須ということになる。

ところが、顕微授精では、精子をいきなり卵子の中に入れてしまう。しかも、細胞膜の融合などは省略し、精子尾部まで含めてまるまるそのままだ。また、顕微授精では、通常の生理的におこる卵子と精子の受精過程（これは体外受精でも同様に進む）を完璧にスキップしているので、精子のサバイバルレースがおきる余地がない。にもかかわらず、同じように受精がおこり、その後の発生も何事もなかったかのように進行する。

顕微授精では、理論的には、ひとつでも精子があれば受精卵ができる。「ひとつの卵子とひとつの精子で十分」なのだ。こんな〝乱暴〟かつ〝野蛮〟な胚作成方法が幅広く臨床応用されるようになると予想した専門家は、基礎分野でも多分いなかったのではないだろうか。

徹底的なフォローアップ

UZ Brusselへと向かうバスには、からだの不自由な患者さんと思われるお年寄りも、多数乗っている。薄い氷がはった歩道におりると、さぞかし危ないのではと心配したが、幸い病院玄関の周辺は、まったく雪が消えていた(写真)。

私は、アポイントをとった顕微授精の長期フォローアップの責任者マリーゼ・ボンデュエル(Bonduelle M)教授を呼び出し、病院のカフェテリアで、サンドイッチを食べながらインタビュー調査を行った。「ちょうど今日の午後は外来だから、まずそこを見に行くのがいいと思うわ」と、彼女は微笑した。

出生児フォローアップ外来では、担当看護師と小児科専門医師が、出生後6ヵ月と1・5〜2年の時に、全例の詳細な問診と検診をする。そして、その後は5歳、8歳、10歳、14歳、18歳にフォローアップが行われる。私が訪れたときにお会いしたデシュリヴェ医師

（Frank DeSchrijver）によれば、これらの検診はすべて無料という。ただし、遠方から来る家族は、当然来院するための交通費がかかる。中にはスウェーデンやサウジアラビアなど、国外の遠方から通ってくる家族もいる。そして、大多数の家族は継続的に来院しており、たとえば精巣から手術的に採取した精子を用いる顕微授精でこどもを持った家族は、初回検診95％、2回目が90％、3回目80％が来院するという。これは、驚くべき数字ではないだろうか。

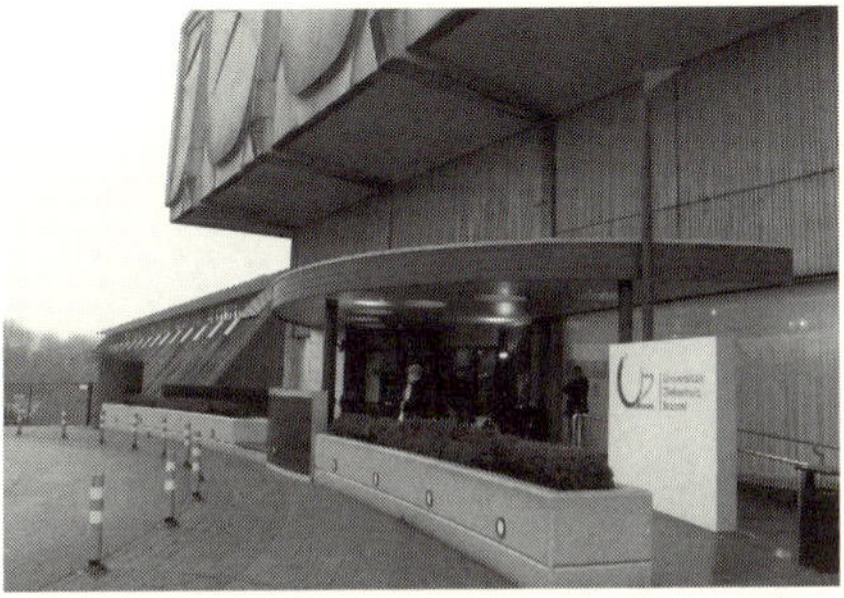
UZ Brusselの玄関（2009年1月撮影）

この病院におけるフォローアップには、特筆すべき点がいくつかある。第一に、対象となるこどもたちのフォローアップに専念するため特別の場所を設置し（小児科の外来は別のビルにある）、専任スタッフが行う。けっして、他の仕事の合間に片手間でやっているわけではない。また、医師は、最初の診察前に両親たちが受けた不妊治療の詳細な内容を知らされないことになっており、予見を持って診察することはない。第二にすべての費用は政府と私企業からの寄付により負担され、患者負担はない。前述したように家族は時間と交通費のみを工面すればよいのだ。
あるお母さんは、筆者にこのように言った。「こどもが私に『どうして私は特別の診察に行くの?』とたずねるのですよ。『あなたはお母さんにとって、特別大事なこどもだし、あなたが生まれるときにお世話になった先生にとっても特別大事なこどもだからなのよ』と答えるのです」。

UZ Brusselがかくも徹底的なフォローアップを続けるのは、顕微授精は体外受精とは次元の違う技術であるためだ。体外受精では卵子に精子を振りかけるだけ、あとは自然に受精するのを待つだけだが、顕微授精は顕微鏡で確認しながら卵子の中に直接精子を注入する。マイクロピペットという針のように細い管を卵子の細胞膜に差し込んで精子を送り込むので、侵襲性も高い。しかも、多数の精子による選抜をスキップしている点でも、自然妊娠や体外受精とは異なる。顕微授精が安全と言い切るには、誕生したこどもたちの健康を長期にわたってフォローし、罹患率や死亡率、生殖機能に障害がないかなどを確認しなければならない。

顕微授精のイノベーション

草創期の顕微授精では、まず精子を注入する細いガラスのピペットを自分で作る必要があった。細胞操作の手技の巧拙以前に、ガラスのピペット作り自体も、練達の技術やコツを要したのである。私自身はもっとも原始的なガラス細工ですら、試みた時にまったく才能のないことを5分で自覚したので、そもそも最初から手を出すことはなかった。まして、このガラスピペットを使って顕微授精を実行するには、その方法自体に卓越した達人、いわばマスターを当時は必要としたのだ。けっしてどこでも誰でもできる手技ではなかった。

わが国では、ベルギーにおける成功後まもなく、東北大学の体外受精チームの移動した先である福島県立医科大学の星和彦博士の率いるグループが、顕微授精による妊娠に成功した。これにより、日本は世界で2番目に顕微授精による出生児を得た国となった。

当時、顕微授精の手技については、書籍やビデオ（1990年代はまだVHSビデオの時代である）などで基本的なことを知り、実技については、さまざまな〝つて〟を頼って直接習いに行くほか、学会や研究会の際にも、しばしば顕微授精講習会が開催されて、さまざまな工夫やコツが直接伝授されるのが普通であった。そのような時期を経て、やがて顕微授精は世界中に急速に普及し、生殖医療そのものを大きく転換させた。道具の進歩により、（いまだに名人はいらっしゃるものの）手技自体の難易度は低下したと言える。なにしろいまや世界統計では生殖医療の70％近くの治療が顕微授精という方法を用いているのだ。

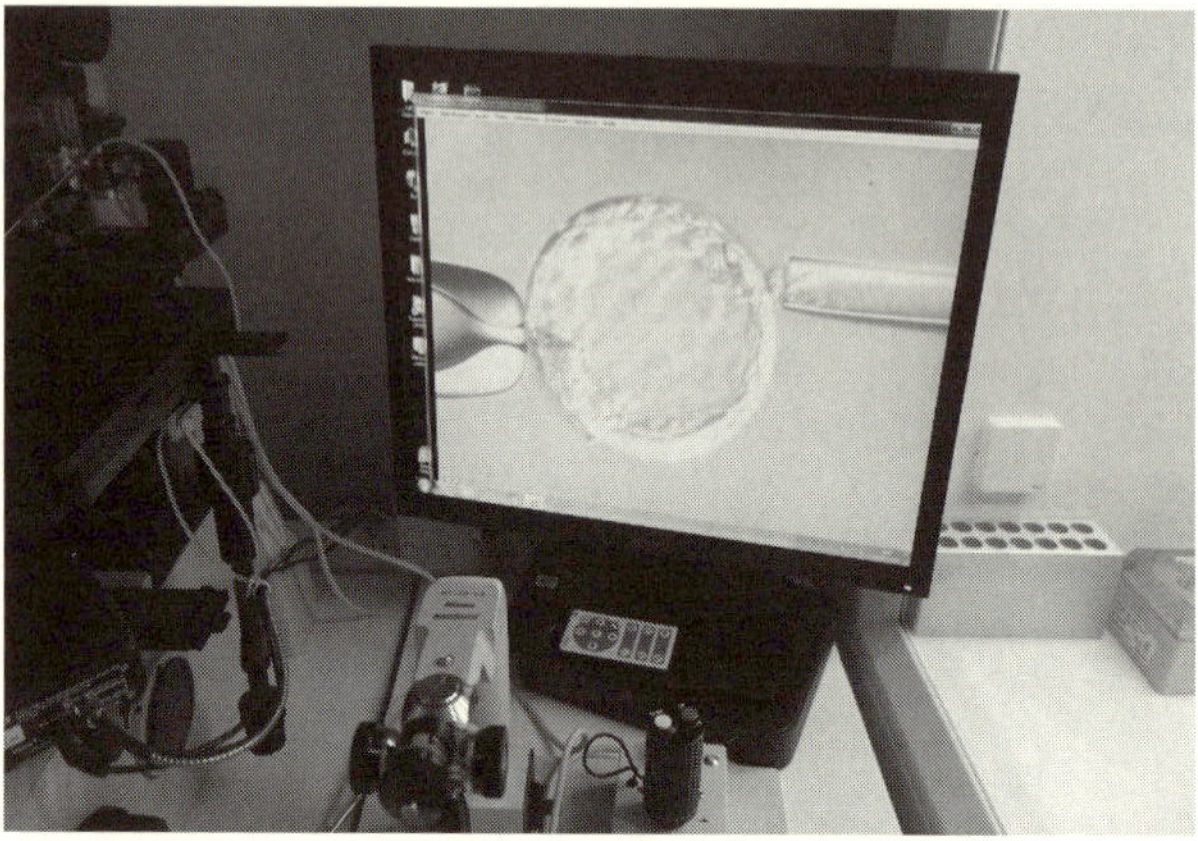

ローマのValle Giuliaクリニックで使用されている
日本製マイクロマニピュレーション機器
胚生検に用いられている（2016年2月撮影）

現在、顕微鏡下における卵子、精子、胚などの取り扱い（マイクロマニピュレーション〈micromanipulation〉技術と呼ばれる）は、不妊治療の領域だけでなく、いわゆる「バイオテクノロジー」分野における必須基盤技術のひとつとなっている。

そして、これらに用いられる技術や器械の改良・進歩に、わが国の研究者や企業が大きく貢献したことも間違いない。たとえば、世界中どこの研究室や体外受精クリニックのラボを訪れても、多くの施設においてわが国で開発された光学機器製品やマイクロマニピュレーション機器が用いられている（写真）。日本製の顕微鏡やカメラなどの光学機器が市場をリードする優秀な製品であることは、どなたもご存じであろう。しかし、顕微鏡の横に設置され、油圧を用いてひとつの細胞にさまざまな操作を加えることのできるマイクロマニピュレーション機器も、現在、日本製が世界をリードしているのである。その背景には、実際にこれらの機器を用いる研究者や臨床医の細かい要望に寄り添う開発技術者たちの職人芸と真摯な姿勢、向上心が大きく貢献している。

生殖革命の推進力

エドワーズやステプトーらが確立した体外受精が「生殖革命」を引き起こすきっかけを作ったことは間違いない。しかし、「顕微授精」という新技術の発明とその普及拡大は、ことによると、「体外受精」を遥かに上回る影響を人類に与え得たかもしれない。

なぜなら、この技術によりはじめてこどもを持つことが可能となったカップルがきわめて多数であったこと、そして何よりも、顕微授精の実現により、従来から認識されていた女性に原因のある不妊症だけではなく、むしろ男性に原因する不妊症が多数あることに、スポットライトがはじめて当てられたからである。

以前は、女性がなかなか妊娠しないとき、女性側だけに責任を負わせるような場合がしばしばあった。極端な場合、男性の検査はせずに、不妊治療と称する不当な治療が女性に行われる場合もあったと考えられる。しかし、精子の数が極端に少ない重症の乏精子症《ぼうせいししよう》や精子の運動性が乏しい精子無力症は、女性の両側卵管閉塞とならんで、絶対的な不妊症の原因である。そして、これら男性側の状況を治療する（つまり精液所見を改善する）有効な治療法は、それこそビタミン剤から漢方薬まであらゆることがこれまで試されてきたが、今日にいたるまで見つかっていない。なぜなら、多くの場合、乏精子症や精子無力症になっている原因が明らかでないからである。

しかし、顕微授精の誕生によって、乏精子症や精子無力症はもはや絶対的不妊症ではなく、治療可能な不妊症に変わった。顕微授精では、理論的には精子がひとつあれば、そして仮にまったく動いていなくとも生存さえしていれば、受精卵を得られる可能性がある。また、得られた精液のなかに、仮にまったく精子が存在しなくても、もし精巣内に精子があり、それを手術的に採取することができれば、顕微授精に用いることができる。

具体的には、手術をして肉眼的に精巣組織を採取し精子を回収する精巣内精子採取術（TESE）に加え、最近では、顕微鏡で直接精巣を観察しながら精巣内にある成熟精子を採取する方法（顕微鏡下精巣内精子採取術〈MD-TESE〉という）の有用性が、広く知られるようになっている。手術により回収された精子は、いったん凍結され、パートナーの卵子が回収された時点で融解されて顕微授精に用いられる。ロックシンガーのダイアモンド・ユカイさんは、ご自身が不妊症男性である立場から、不妊治療の啓発活動に熱心に幅広く取り組まれている男性であり敬意を表したいが、特に、ご自身で体験された精巣内精子採取術のことを、著書でユーモアを交えて紹介してくださっている。*2

もちろん残念ながら、精巣にある精子を採取しにいっても、全ての場合において治療に用いることのできる精子が得られる訳ではない。しかし、顕微授精という画期的な方法の導入で、より多くのカップルが生殖医療の対象となり、こどもを持つ可能性を得たことは間違いがない。つまり、顕微授精という治療方法が開発されたからこそ、潜在していた（そして語られることのなかった）男性不妊症が、逆に掘り起こされたともいうことができるのである。

良いことずくめのようだが、この顕微授精という技術に、問題はまったくないのだろうか。

ベルギーのブリュッセルにある大学病院（UZ Brussel）では、顕微授精で妊娠し出生したこどもたちを長期間にわたって観察していることをお話しした。これだけの手厚い丁寧なフォローアップを大勢のこどもたちに対して行うのには、それ相応の理由があるからだ。たとえば、重症の乏精子症や精子無力症の男性は、精巣で精子が作られるために必要な条件となる遺伝子に変異を持つ可能性がある。顕微授精により生まれてくるこどもたち

（男の子）は、将来の生殖能力について、父親と同様の問題を持つ可能性があるのだ。

ただし、今日に至るまで、ベルギーのグループで観察している顕微授精による多数のこどもたちに、明らかに頻度の高い問題点は指摘されていない。また、生まれた男の子たちの泌尿生殖器系の先天的な問題点について、やや発生率が高いとする報告がなされているが、今のところ統計的に有意な差にはなっていないとされる。[*3] とにかく、顕微授精で生まれたこどもたちの生殖能力について判断するためには、まだ、しばらく時間を必要とする段階である。したがって、こどもたちについて、引き続きのフォローアップが不可欠であることは言うまでもない。

顕微授精の意外な利用法

意外に思われるかもしれないが、顕微授精は、男性側の要因で不妊症になっているカップル以外にも利用されることがある。

通常の体外受精というのは、ありていに言えば、卵子と精子をディッシュ（シャーレ）に入れて、培養器の中に、ただ放置しておくだけである。あとの受精過程は自然任せだから、なるようにしかならないのだ。しかし、十分に運動している精子と、見た目に何の問題もない卵子の組み合わせであっても、１００％の確率で受精が成功するわけではない。

つまり、受精できるかどうかはギャンブルと同じで、蓋を開けてみるまで分からないのだ。高い治療費を払って、わざわざ女性の卵巣から卵子を取り出して精子をふりかけても、受精に失敗して、治療が終了してしまう場合もありうる。ところが、顕微授精を使えば、卵子に確実に精子を送り込めるので、普通の体外受精よりも高い確率で受精させることができる。そのため、男性が、乏精子症や精子無力症とは無縁で健康で運動力のある精子を持っている場合でも、確実に受精卵を得るという目的で、顕微授精が用いられる場合がある。

顕微授精の高い利用率は、特に生殖医療の治療費用が高価で、なおかつ、その費用について公的支援のない中南米諸国や中東諸国で顕著にみられる。中には、行われる生殖医療のうち100％が顕微授精という極端な国・地域すら存在する。そして、世界規模でも顕微授精の比率は上昇してきており、前に述べたように、最近では世界すべての生殖医療の治療周期（生殖医療を行った回数）のうち、顕微授精が70％近くを占めることとなった。

わが国でも、生殖医療を受けるカップルの中で、顕微授精を必要とする場合が少しずつ増えて最近は約60％となっている。ただし、こちらは、わが国でも男性不妊症に対する認知がようやく高まってきたことと、男性不妊症に対する公的支援が始まったことが関係していると思われる。

驚異の凍結融解技術

顕微授精と並んで、「生殖革命」の2つめの強力な推進力となったのが受精後の胚や配偶子（精子、卵子）の凍結技術である。生殖医療について明るくない方は、「精子や卵子を凍結する」というと驚かれるかもしれないが、「凍結」は、生殖医療の現場では、いまや日常的に使われている技術である。理由については後ほど説明するが、最近では、生殖医療によりこの世に生を受けた日本のこどもたちの約4分の3は、凍結保存されていた胚を融解して子宮内に移植することで生まれている。彼らは「受精卵」だった時代、医療機関の液体窒素タンクの中で、一定期間過ごしていたということになる。

ご存じのように、スーパーマーケットの冷凍食品売り場には、ありとあらゆる「凍結保存された」食品が並んでいる。鮮魚売り場には、「冷凍マグロ」が解凍され、刺身として売られている。かつて「いったんは凍結された魚を〝鮮魚〟として売るのはおかしい」との指摘が報道されたことがあったが、こうした批判が無粋に思えるほど、冷凍マグロは新鮮で美味である。

しかし、鮮度を落とすことなく、肉や魚を凍結することは、実はそうたやすいことではない。ものが凍るというのは、基本的には細胞の中にある水分が凍結することである。問題は、凍結の際に組織内に氷の結晶ができて、これが細胞や組織を破壊してしまうことだ。この氷の結晶が大きくならないように急速凍結することが、とても重要なのだ。

冷凍食品とヒトになる可能性を持つ胚を同列に論じることに抵抗を持たれるかもしれないが、受精した胚を凍結する際にも、この氷の結晶による組織の破壊をいかに防ぐかが大きな課題となる。

そもそも生殖治療に使われるヒトの胚は、わずか4〜8個の細胞で構成されている。さらに成熟した胚盤胞を用いることもあるが、これとてせいぜい細胞の数は100くらいだ。細胞の数が多少減っても、その後の分化には影響はないといわれるが、できればすべて、ひとつも壊さずに残したい。だからより優れた凍結法の開発は、きわめて重要性が高い。

凍結した胚を融解する時も、同様に氷の結晶で細胞が破壊されないようにしなければならない。この場合、凍結とは反対に急速に加温しなければならないのだ。凍結胚をいきなり37℃の融解液に漬けることで、水分が細胞内に再び入り破壊されることなく融解胚が得られることがわかっている。

胚や卵子や精子の冷凍保存の開発にあたっては、いかにして氷の結晶による組織破壊を免れるか、世界中で試行錯誤が繰り返された。

アイスベビー

世界で初めてのヒト凍結胚移植による妊娠は、1983年にオーストラリアのモナシュ大学のアラン・トラウンソン（Alan Trounson）のチームにより報告された。[*4] そして、生まれた女児はゾーイ（Zoe）と名付けられたが、同時にアイスベビー（Ice baby）とメディアで揶揄《やゆ》された。このゾーイは健康に育ち、大学卒業後メルボルンで働いているという（この情報は、なんとゾーイが胚の時に凍結するため用いられたフリーザーの製造会社のホームページ[*5]に書いてある！）。しかし、このように表面的にはかなり否定的な評価とともに始まったヒト凍結融解胚移植は、治療の成功が、単純に妊娠率が高いことではなく、安全に健康なこどもたちが生まれてくることとなのだという認識が広がるにつれて、次第に評価を高めていく。

前述したとおり、わが国で近年、生殖医療により生まれるこどもたちの約4分の3は、凍結保存されていた胚を融解して子宮内に移植し、生まれている（図1－3）。2013年に生殖医療によって生まれたこどもたちの数は4万2554人だが、そのうち3万2148人（76％）は、凍結融解胚移植により生まれたこどもたちである。凍結融解胚移植によるこどもたちの比率は、圧倒的に日本で高いのだが、このトレンドは、急速に世界中に拡大している。

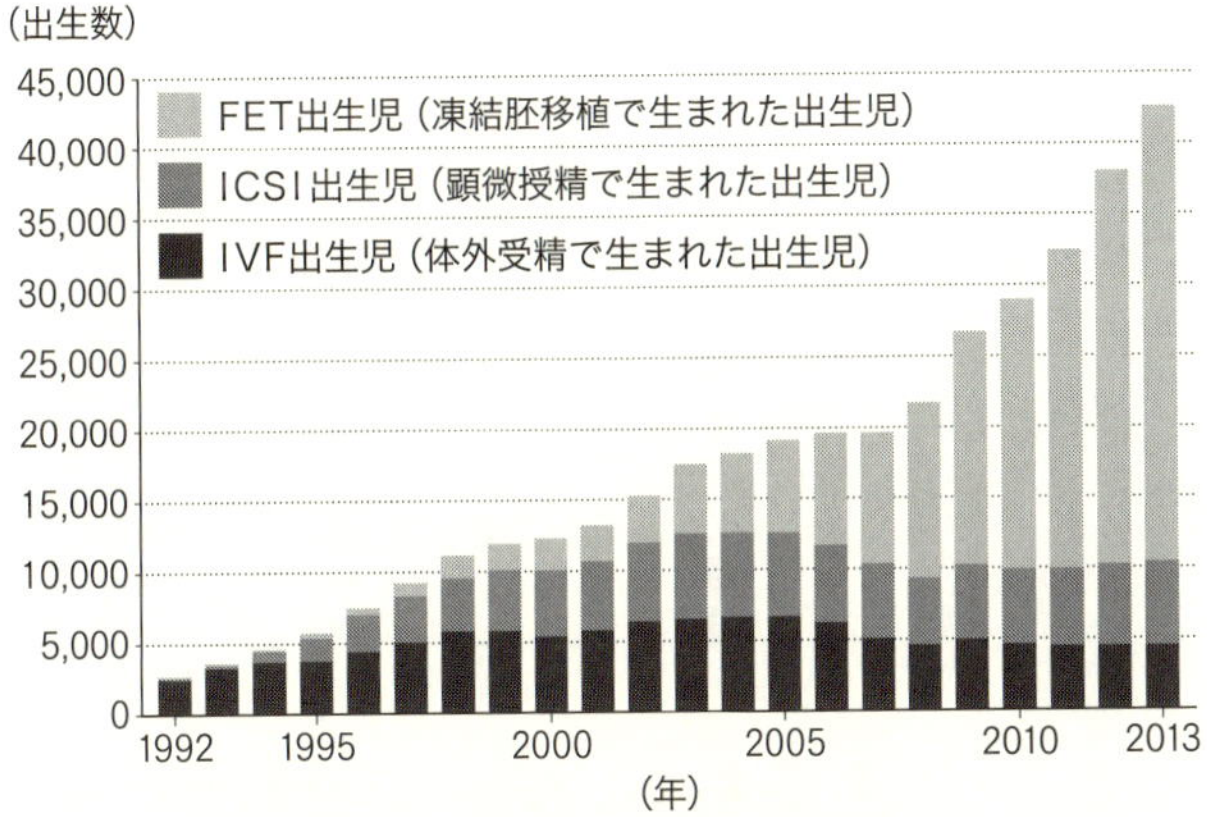

図1-3　生殖医療により出生した子の数(日本)

背景には、まずなによりも胚凍結技術が著しく改良されて、良好な実績を残していることがある。

私たちの研究室も以前は使用していたが、ゾーイにも用いられたような、胚を凍結するための高価で巨大なプログラムフリーザー(コンピューター制御で温度を確実に少しずつ下げることのできるフリーザー)が、世界中のクリニックに鎮座していた時代があった。実は、胚凍結は、ウシなどの大型家畜では1970年代から既に研究が進んでおり、プログラムフリーザーがとっくに実用化されていた。したがって、ヒトの胚についても、その凍結のために、とりあえず家畜と同じ方法を応用しようと考えるのは、当然の成り行きであろう。しかし、この高価な機械は、かなり広い場所を占有するばかりでなく、熟練した使用者が用いないと、ヒト胚の場合、なかなか思うようにはいかない部分のある代物であった。

また、プログラムフリーザーを用いる緩慢凍結法（ゆっくり時間をかけて凍結するのでこのように呼ばれる）によるヒト凍結融解胚の移植成績は、さまざまな工夫が行われたにもかかわらず、けっして新鮮胚移植の成績に追いつくことはなかった。要するに凍結融解の過程で、胚がダメージを受ける場合があり、それを克服できなかったのである。実際の話、体外受精クリニックにあったこれらの機械一式の多くは、最近になって博物館送りとなったのである。

日本人が貢献した凍結融解技術の確立

プログラムフリーザーを用いる緩慢凍結法に代わり、現在、使用されている標準的な胚凍結法は、ガラス化法（ヴィトリフィケーション法：Vitrification）と呼ばれる方法である。これは、高価な機械を全く必要とせず、しかも、短期間の訓練で習得可能な、基本的にとても簡便な方法である。具体的には、あらかじめ高濃度の凍結保護剤（自動車の不凍液にも用いられるエチレングリコールや高濃度の糖などを含む）に細胞を漬けることにより、細胞内の水分をある程度細胞外に引っ張り出し、その後、直ちにマイナス196℃の液体窒素に投入し急速に凍結する。この方法により、氷の結晶が細胞内にできないように凍結することができる。結果的に細胞はガラス状に凍結されることから、ガラス化法という名前がついている。そして、理論的には、液体窒素中に凍結された状態では、どんな細胞であっても適切に保管されれば、何万年でも保存できる。現在、このガラス化法という方法は、胚や配偶子ばかりでなく、さまざまな細胞バンクや骨髄バンクなどで、その他の細胞にも広く使用されているのである。

このガラス化法の原理については、古くから知られていた。なにしろ早くも1942年発行の生理学雑誌に、ヒト精子をガラス化法で凍結し、融解後にその半数は運動していたという論文が報告されているほどだ。[*6] しかし、実は、胚の凍結に広く臨床応用ができるようになったのには、わが国の体外受精領域の研究者たちによる技術的改良と、特に小さな胚を確実に凍結するために用いる新しい器具の開発に負うところが大きいといえる。[*7]

10分の1㎜くらいの大きさしかない少数の細胞のかたまりである受精胚を、顕微鏡下で取り扱う困難さを想像していただきたい。しかも、その取り扱う過程にゆっくりと時間をかけてはいられないのだ。そして、このガラス化法の手技は、世界中に普及しつつあり、日本以外の各国においても、凍結融解胚移植が大きな割合を占めるようになりつつある。扱いやすい道具を開発し、さらにはその使用法を普及するには多大な努力を要する。開発した道具を携えて使用法とコツを伝える、その積み重ねた努力の結果、胚を凍結することを前提とした生殖医療が、いまや日本では標準的方法となったのである。

凍結融解胚移植の意外な効用

それにしても凍結融解胚移植がかくも普及したのは何故なのだろうか。いくつかの理由が考えられるが、最たる理由は、子宮に戻すタイミングが制限される自然胚移植と違い、胚を子宮に戻すタイミングを自由にコントロールできることが挙げられるであろう。

たとえば、卵子を多数採取するために卵巣が腫れてしまった時（卵巣過剰刺激症候群という）、胚移植をキャンセルしてすべて凍結してしまい、すっかり回復してからあらためて融解した胚を子宮に戻すことにすれば、卵巣腫大による危険を回避することができる。

また、凍結融解胚移植による妊娠では、子宮外妊娠（異所性妊娠）の発生頻度が新鮮胚移植よりも圧倒的に低くなる。こちらの理由は不明であるが、排卵誘発による女性ホルモンの血中濃度上昇が影響する可能性が指摘されている。新鮮な胚を凍結することなくそのまま移植する時は、卵子を取り出し、体外受精させて、受精胚を子宮に戻すまでが連続的に行われる。そのため、胚を子宮に戻すタイミングは限定されてしまうのだ。その結果、胚を子宮に戻すタイミングが、女性ホルモンの血中濃度の著しく高い時期に重なる。これが

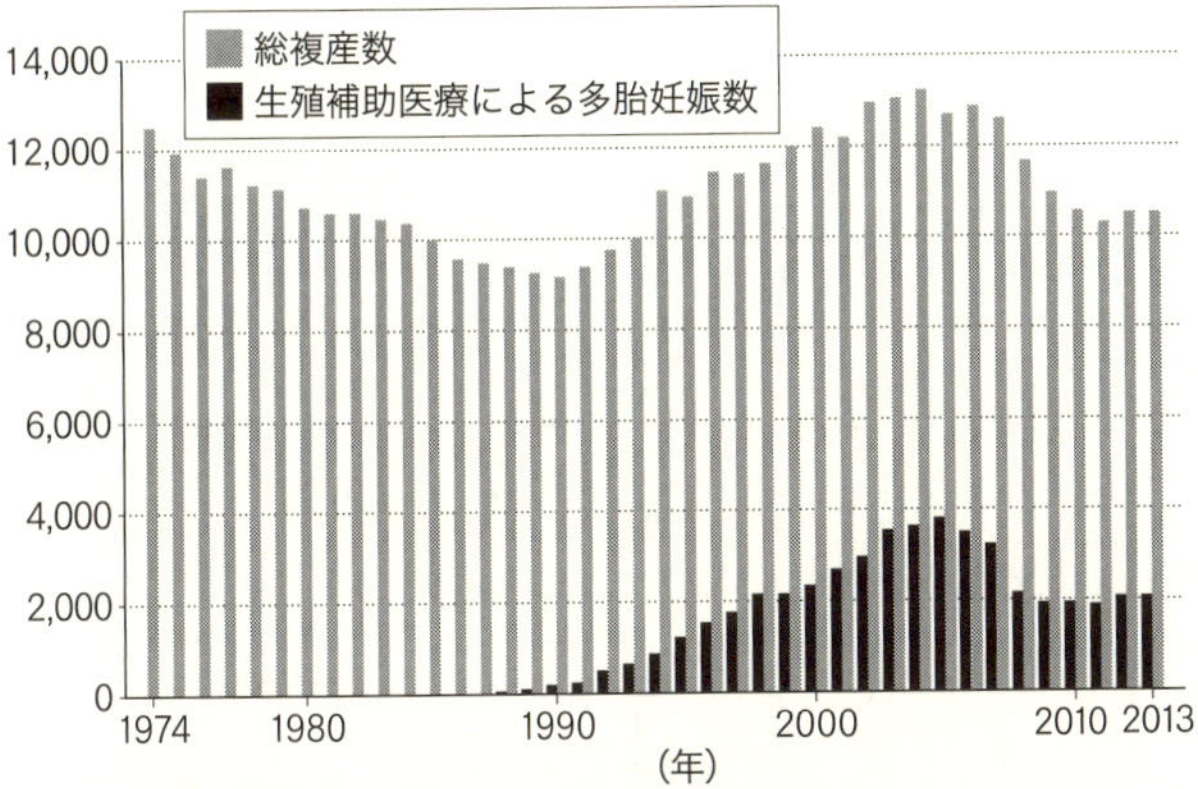

図1-4　わが国の生殖補助医療による多胎妊娠数と総複産（多胎分娩）数の年次推移
（厚生労働省および日本産科婦人科学会の資料から作成）

何らかの影響を与えて、子宮外妊娠につながる可能性があるというのだ。

一方、凍結融解胚の場合は、卵子を得るために排卵誘発をしていないため、女性ホルモンの値は通常どおりだから、こうした問題は発生しない。

凍結融解胚移植の効用はこれだけではない。わが国の生殖医療登録データベースを用いた検討では、凍結融解胚を移植すると、早産率が低くなり、低体重出生児の比率が小さくなるなど、生まれてくるこどもたちの予後が全般的に改善することが判明している。[*8]

ただし、胚凍結法が進歩した最大の効用は、多胎妊娠の発生率を大きく低下させたことである（図1－4）。凍結融解胚移植の成績がよくなかったころは、体外受精の〝成功率〟（妊娠する確率）を上げるために複数の胚を子宮内に移植することが行われた。しかし、複数の胚を戻せば、双子や三つ子、四つ子などの多胎妊娠となる可能性がある。多胎妊娠では、280日間、妊娠を維持できない可能性が高く、結果として早産未熟児の生まれる可能性が高くなる。同時に妊娠している女性にも、多胎妊娠は大きなリスクとなる。母子共に安全に妊娠期間を経過し、健康なこどもが生まれることを最終ゴールと考えると、これはきわめて重大な問題である。

先ほど述べた、世界で初めてのヒト凍結胚移植による妊娠に成功したオーストラリアのモナシュ大学の論文でも、「多胎妊娠の防止」についてすでに言及されているのだ。

時代は流れ、いまや胚を凍結することを前提として、生殖医療を行うのが、現在の標準的な生殖医療となりつつある。ガラス化法による凍結胚移植の方が、新鮮胚移植よりも、妊娠する確率が高いとする報告も出始めているのだ。そして、生殖医療にかかわる医療従事者は、多胎妊娠を防止する重要性を認識し、移植胚数を制限するようになっている（日本では1個が原則である）。

こうした様々な効用の一方で、胚凍結は、代理懐胎など第三者の関わる生殖に道を拓くことになり、事前に想定されなかった様々な問題を招くことになった。技術革新がもたらした社会的な問題については、章を変えて改めて詳しく論じたい。

受精胚凍結は本当に安全なのか

　では、胚を凍結しても、本当に安全と言い切れるのだろうか。生まれてくるこどもたちに、何か不都合や不利益が生じることはないのだろうか。

　胚の凍結や融解はヒトに応用される前に多くの動物で研究され、特に畜産の現場では広く実地利用されてきた。ウシでは、1970年代から体外受精により得られた胚を代理母ウシに移植する方法が商業生産ベースに乗っていたが、その背景には凍結胚の利用により、適切な代理母ウシがすぐそこにいなくても運用可能となったことが大きいのだという。[*9] そして、凍結融解胚移植による生産が、現在では日常的な標準法となっている。けれども、これらは家畜の話にすぎない。ヒトにおける凍結融解胚移植の安全性はどのように確認・検証されるべきなのだろうか。

　実は、ヒトにおける実証的なデータを提出するべきなのは、日本の不妊治療クリニックなのである。なぜなら、先ほどお話ししたように、日本では、世界に先駆けて多くの凍結融解胚移植による治療が行われ、最近では年間数万人にのぼるこどもたちが毎年生まれている。それでも、このガラス化法応用の歴史はたかだか10年である。これらのこどもたちについての妊娠・分娩、成長・発育などを、私たちは今後、地道に検証し発信し続ける必要がある。

これまでに取り組まれてきたわが国のデータ解析により、凍結融解胚移植により生まれたこどもたちについては、既にいくつかの重要なことが判明している。そのひとつは、どうやら凍結融解胚から生まれたこどもたちは、生まれるときの体重が、自然妊娠により生まれてきたこどもたちよりも、やや重そうだということだ。[*10] わが国の統計では、自然妊娠で生まれたこどもたちは、平均3060グラムくらいだが、凍結融解胚移植による妊娠では、平均3100グラムくらいになる。一方、凍結されない新鮮胚移植で生まれてきたこどもたちは、自然妊娠よりもむしろ軽くなり、平均3010グラムくらいになる。わずかな違いではあるが、この研究では、膨大な数のこどもたちの出生時体重について、もちろん、生まれる週数その他の数多くの補正を加えて比較検討されたきわめて確度の高い数値である。凍結融解胚移植によるこどもたちの体重が大きめであることについては、その後外国で検討されたデータも同様の結論を示している。

この理由は、いまのところはっきりわかっていない。体外培養の影響や胚移植される子宮内の環境などさまざまな説はあるが、ただし、少なくとも体重が重く生まれてきたこどもたちに、短期的な健康上の不利益などはないと考えられる。いずれにせよ、こどもたちについて長期的に観察して、受精胚の凍結融解という過程が影響しないのかどうか、検証することが必要なのだ。したがって、自然妊娠により生まれてきたこどもたちと同様に健康であり、技術的安全性が完全に確立したと言い切るためには、凍結融解胚から生まれてきたこどもたちについては、いましばらく時間を必要とする。

胚培養の技術革新

最新の生殖医療を語るためには、顕微授精法や胚凍結法の進歩と並んで、どうしても胚培養の技術革新について知る必要がある。生殖革命は、体外受精をきっかけに始まり、顕微授精、胚凍結、胚培養という3つの技術がそろったことで、爆発的な進展を見せた、といえるだろう。

胚培養の進歩がもたらした重要なポイントのひとつは、卵子と精子が受精してできた胚をより長い時間にわたって、体外で培養できるようにしたことである。

体外受精では、卵子と精子は37℃に保たれた専用の培養器の中で培養される。受精した胚は、48時間後には4細胞、72時間後には8細胞にまで分割する。通常は、4から8細胞に分割した胚を子宮内腔に移植する。すなわち、通常の胚移植は2日目から3日目に行われる。

意外に思われるかもしれないが、妊娠が成立するために胚が子宮の内膜に埋まり込んで

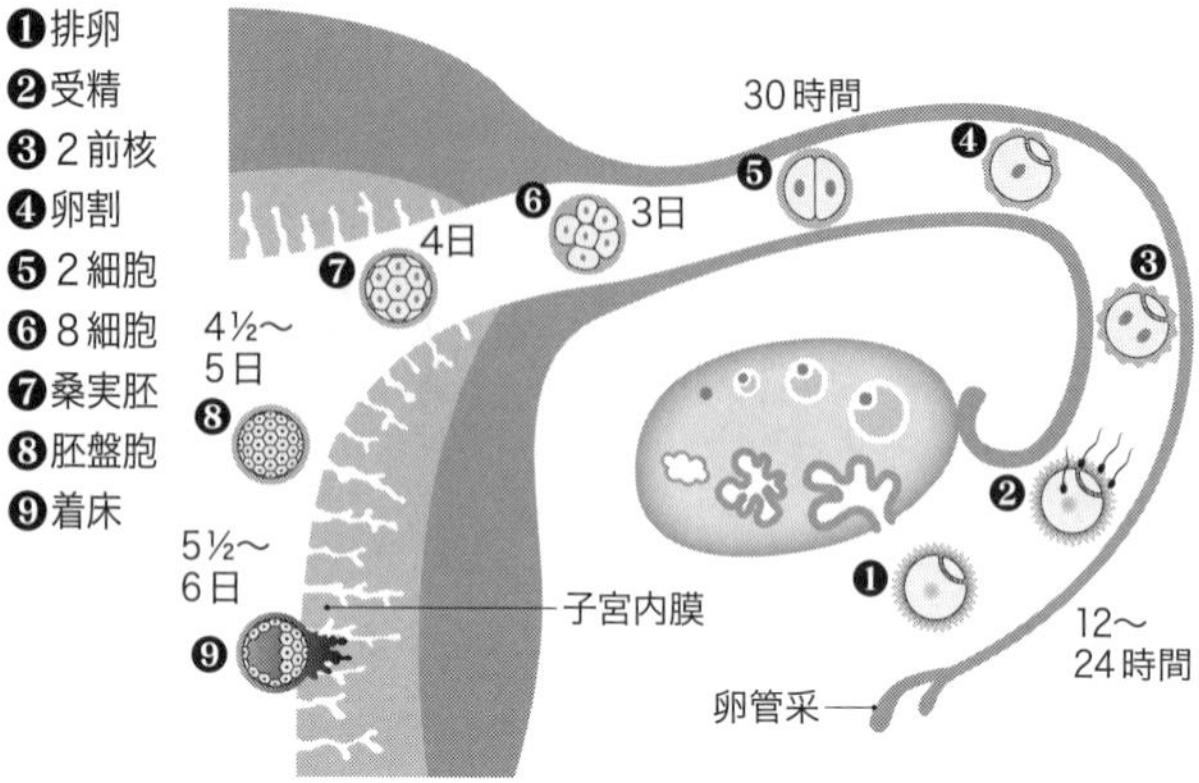

図1-5　卵子と精子が受精してから子宮に着床するまでのあらまし

いく着床という現象はもっとあとの5〜6日目になってから起こる（図1－5）。つまり、2〜3日目に戻した胚は、おそらく着床可能になる5〜6日目までしばらくの間、子宮内でうろうろしているのだと思われる（ヒト胚の着床については、現在もまだよく解明されていない）。

それでは、着床する能力のない2日目から3日目の胚をなぜ子宮に移すのだろうか。実は、体外で胚を長期にわたって培養することが難しいからだ。着床可能になるには、胚がさらに細胞分裂を繰り返して、細胞の数がぐんと増える胚盤胞という状態にならないといけない。以前は、培養を継続しても胚盤胞の段階までもっていくことが困難だった。受精胚（ここでは、受精を確認することができた胚という意味）が胚盤胞まで発育する比率は、以前は10〜20％程度に過ぎなかった。ということは単純に考えても、仮に10個受精胚が得られた場合、胚盤胞の段階まで成熟させてから移植しようとすると、確率10％では9個の受精卵が無駄になってしまう。本来であれば、着床能力を持つまで待ちたいのだが、そこまで待ってはいられないのだ。

体外で胚盤胞まで成熟させることが、なぜこれほどまでに難しいのだろうか。実は、発生直後の胚の中では、単に構成する細胞数が増加するだけでなく、さまざまな生化学的な変化がおこっている。たとえば、発生直後の胚では糖は利用できないが、発生が進むにつれて代謝経路が整い利用できるようになる。同じようなことが、他のエネルギー源やアミノ酸でも当てはまる。

体内とは環境が異なるシャーレの中で胚を長期に培養するには、体内環境に近づけるため培養液にエネルギー源やアミノ酸を加える必要がある。

もともと体外受精の初期には、他の体細胞の培養に用いる培養液が流用された。エドワーズ博士が初期に使用していた培養液は、「Ham's F10」と呼ばれる培養液であった。その後、長く使われてきたHTF（Human Tubal Fluid）という名前の培養液は、その名の通り、ヒト卵管の環境を再現すべく調合設計された、より単純な組成のもので、実際2～3日目までの胚発育は好成績を示した。

胚盤胞移植の可能性をさらに高めるために、その後さらに開発された各種培養液は、胚発育の各段階に適した組成を再現しようと考えられた。つまり、アミノ酸などその他の要素を培養液に付加することにより、より高い確率で、胚盤胞まで体外で発育させることが可能となったのである。

ただし、培養液については、現在でも多くの問題点が残されている。完璧な培養環境というものがもしあるとすれば、最終的にはひとつの正解しかないはずだ。しかし、実際には明らかでないことが多数あるので、さまざまな方法が残されている。なにより根本的な問題は、商業的に流通し、各クリニックで広く用いられている各種培養液の組成が、完全に公開されていないところにある。企業秘密として各社は、もっとも重要な部分を「秘密のレシピ」にしている。したがって、各種培養液相互の特徴や良否を比較することはきわめて困難である。一方、たとえば使用する培養液により、生まれるこどもの体重や性比が影響される可能性があるという報告が多数出されている。これらの論文の真偽を確認すること、また培養液についてどこに問題が存在するかを明らかにすることは、現状ではきわめて難しい。

ともあれ、5日ほど培養された成熟した胚盤胞の時期に子宮内腔に移植されると、4から8細胞の時期に移植した場合と比較して、着床し妊娠する確率が明らかに高くなることが証明されている。また、胚盤胞の移植により、妊娠初期の流産率も必ず低下する。

ただし、改善されたといっても、体外で胚盤胞まで成熟させることは簡単ではない。8細胞の段階で胚を子宮に戻していれば、うまく着床し妊娠したかもしれないのに、さらに培養を続けたものの胚盤胞には成熟せず、結局は移植に至らないケースもある。

したがって、最終的な有効性の比較は、実際にはかなり微妙なものとなる。培養が比較的簡単ではあるが、移植あたりの妊娠率は低く、流産率が高い4〜8細胞期の移植と、培養が困難だが、移植あたりの妊娠率はより高く、流産率の低い胚盤胞移植を比較するという話になるのである。移植できる胚の得られる確率、妊娠率、流産率という3つの比率を掛け合わせた結果の比較だから、これは難しい。したがって、現在のところ、4〜8細胞の分割期胚で移植するポリシーのクリニックと胚盤胞移植を基本とするクリニックが共に存在している。

培養液の改良と並んで、胚培養において、もうひとつ画期的な技術が最近になって用いられるようになった。それはタイムラプス撮影（Time-lapse photography）という方法である。多くの読者は、たとえばチューリップが開花する経過とか、アゲハチョウが羽化する過程を短い時間に縮めて見せるビデオなどをごらんになったことがあるのではないか。間隔を空けて撮影を行い、早回しでみせることで、たとえば24時間を1分に縮めて観察することができる。微速度撮影とか低速度撮影ともいわれる。

従来の観察方法は、胚を培養器から外にだして観察するというものだった。当然のことながら、長時間あるいは、頻繁に観察することは、培養環境を不安定とし、胚の成長のために好ましくない。そのため、胚の観察は1日1回程度しか行われなかった。

一方、タイムラプス撮影では、培養器の中に入れた、あるいは培養器と一体に組み込まれた顕微鏡に撮影装置を取り付け、一定間隔で撮影を行う。この方法により、ヒト胚の初期発生を、それこそ受精の瞬間から胚盤胞に至るまで、培養器から取り出すことなく継続的に観察することが可能になった。

数多くの胚発育をタイムラプス撮影で観察すると、それぞれの発育速度や分割時期をはじめ、さまざまな胚発育の指標となる変化には、かなりの個体差があることがわかってきた。たとえば、途中で胚を構成する細胞の断片化が起こるなど、一見あまり具合のよくなさそうに見える胚が、その後に修復されたりする場面も見えてきたのだ。従来のように胚を1日1回観察する方法では、こうした結果はわからない。一断面や一切片で、ものごとのすべてを把握できないというのは、何につけ考えてみれば当たり前の話なのだが、ことによるとある種の思い込みがあったというべきなのかもしれない。

これまでタイムラプス装置による観察は、研究として行われていたのであるが、いまや臨床応用へ移行しはじめた。最近では、細胞分割の時期などを持続モニターし、良好な胚（妊娠・出産に確実につながる胚）を自動的に選び出す装置が開発された。どのような基準で良好な胚を抽出するかについては、企業秘密とされているが、おそらくは細胞の分割速度が主たる判断基準と思われる。

ただし、これらの装置が体外受精などの成績を全体として向上させるために本当に有効であるかどうかは、まだ結論を出せない段階である。しかし、少なくともヒト初期胚の分化成熟過程を正確に理解するために、タイムラプス撮影装置が大きく貢献していることは間違いない。

＊1　Palermo G *et al.*：Pregnancies after intracytoplasmic injection of single spermatozoon into an oocyte. Lancet 1992 340：17-8

＊2　ダイアモンド・ユカイ著：タネナシ。 講談社　2011年

＊3　Massaro PA *et al.*：J UroL 193：1827-42, 2015

＊4　Trounson A, Mohr L.：Human pregnancy following cryopreservation, thawing and transfer of an eight-cell embryo. Nature. 1983 Oct 20-26；305(5936)：707-9.

＊5　https://planer.com/company/news/news-2014/271-2014-2/141-the-worlds-first-ice-baby-grows-up.html

＊6　Hoagland H & Pincus G：J Gen Physiol 25：337-44, 1942

＊7　Kuwayama M：Theriogenology 67：73-80, 2007

＊8　Ishihara *et al.*：Fertil Steril 101：128-33, 2014

＊9　Mapletoft RJ：Anim Reprod 10：168-73, 2013

＊10　Nakashima A *et al.*：Fertil Steril 99：450-5, 2013

第２章

精子バンクという「お仕事」

デンマークの精子バンク・ベンチャー

その日の朝、まだ薄暗いオーフス（Aarhus）の市街は雪で覆われていた。北欧の厳しい冬の気象に備えて履いてきた、ビブラムソールのついた、足首上まである深い靴で歩いても、側道はうっかりすると転びそうになるほど摩耗した石畳であった。ユトランド半島にあるこの都市は、中世から続く歴史を刻んだ魅力的な旧市街を持ち、デンマークで2番目に人口の多い街である。それでも人口30万人程度というから、私のなじみのある街としては、せいぜい埼玉県の川越市とほぼ同じくらいのサイズにすぎない。

ホテルでもらった地図を見ながら、目的地である茶色のレンガ造りのビルをさがし当て、スピードの遅いエレベーターに乗って5階で降りたのは、約束の9時よりも10分ほど早いタイミングであった。受付カウンターの向こう側には、Ｃｒｙｏｓのロゴがあり、壁には「こどものいない方の夢を実現するために」という標語を入れたポスターが掲げられている。

私がこのとき、Ｃｒｙｏｓ（クリオス）社を訪れた理由は、2つあった。ひとつは、わが国ではネガティブに語られることの多い精子バンクについて、そのポジティブな面を含めて、事実と実態をみずからの目で確認しておきたいということ、そして、こちらがもっと重要であるが、創立者の思いと考え方を知りたいということである。

今や世界で最大の精子バンクに成長したクリオス社の代表オーレ・ショウ（Ole Schou）氏は、1953年生まれ、すらっと背の高い北欧系らしい、そして、論理的で説得力ある語り方をする人物と見受けられた。

クリオス社は、1987年にここオーフスに設立された。その後、デンマークの首都コペンハーゲンなど、ほかの国内都市だけでなく米国にも進出した。2015年からは、フロリダ州オーランドに研究設備を含む施設を新たに建設して米国事務所にする予定だと、彼は壁に貼ってある建築設計図の前で語った。

オーレ氏は、オーフスにあるビジネススクールの学生時代に、青い海の波の中に多数の凍った精子がいる夢をみたという。実際、訪れた事務所のロビーには、彼の夢をリアルに表現した巨大な絵が掲げてある。事務所に掲げる絵画としては、一風変わったもので、まさに青い海の中を多数の精子が泳いでいるのだ（次頁写真）。

英国の新聞「ガーディアン（The Guardian）」に2012年11月2日付で掲載されたインタビュー記事によれば、オーレ氏は、学生時代に、大学図書館で精子について興味を持ち、さまざまな方法をくわしく調べたうえで、彼自身の精子を用いて凍結実験をしていたという。マスターベーションで得た精液を自分の冷蔵庫で凍結して保存していたため、彼

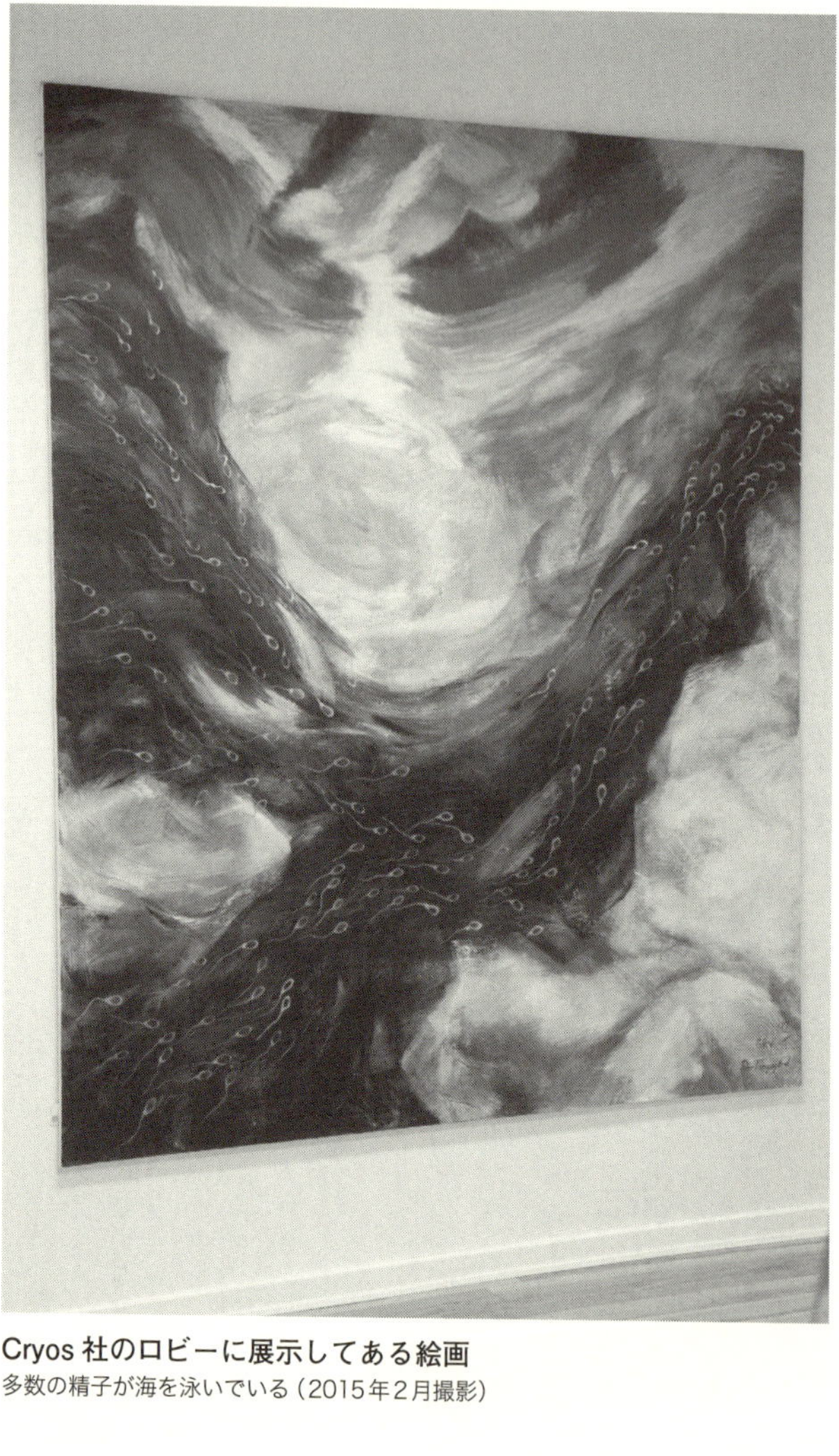

Cryos 社のロビーに展示してある絵画
多数の精子が海を泳いでいる（2015年2月撮影）

のアパートを訪れた友人たちはみなびっくりしたそうである（この話が事実であることは、後日、私自身が直接本人にも確認した）。

しかし、オーレ氏は、特別に変わったことを思いついた人であると、ここで言い切ることはできない。もちろん彼は、クリオス社を創立して、学生時代からの夢を会社として実現し成功したわけだが、精子バンクというアイデアそのものは、実はそれ以前からあった。

精子バンク普及を後押しした「死の病」

精子バンクという名のとおり、当初のアイデアは、銀行のように、利用者がみずからの精子を預けるところから始まった。もっとも多かったのが、がん患者の男性だ。がんを克服するために精巣の摘出手術を受けた場合はいうまでもないが、抗がん剤などによる化学療法や放射線治療を受けると、精子の産生や授精能力が著しく低下することが知られている。このように子をなす能力を失う可能性のある男性が、本格的な治療が始まる前に、あらかじめみずからの精液を凍結し、ストックしておくことで、将来こどもを持つ可能性を残そうとする試みであった。

しかし、精子バンクは、最初はなかなか普及しなかった。そもそも第三者による人工授精では、凍結された精液でなく、新鮮精液を用いることが普通だったのである。なぜなら、一度凍結され、その後に融解された精子を用いる人工授精は、新鮮精液を用いる場合と比較して、元気に動いている精子の比率が低下するために、授精率が明らかに劣る。例えば、がん患者の精液を凍結保存したが、人工授精では一例も妊娠に至らなかったとする報告もあるのだ。もっとも、前章に述べた顕微授精を用いれば、運動率の低下はさして大きな問題ではない。しかし、人工授精では、精子運動率はとりわけ重要である。

新鮮精液に比べて、授精率が低いという決定的な弱みがありながら、精子の凍結保存を前提としている精子バンクが、なぜかくも本格的に普及するようになったのだろうか。

きっかけは、人類を脅かす謎の感染症として世界を恐怖に陥れたエイズ＝後天性免疫不全症候群（Acquired Immune Deficiency Syndrome：ＡＩＤＳ）だった。１９８５年、精液や血液などを介して感染するヒト免疫不全ウイルス（Human Immunodeficiency Virus：ＨＩＶ）が、エイズの患者から分離され、その関連が明確になったことで、生殖医療においても第三者提供の精子を用いるリスクが顕在化した。

ＨＩＶ感染者では（ほかの感染症でも同様であるが）、感染初期には血中抗体値の上昇は認められず、患者が感染していても検査で診断することができない。ところが、凍結精子であれば、一定期間凍結した後で使用する前の時点で抗体検査を行うことでＨＩＶ感染があったかどうか診断できる。

この結果、１９８８年、米国不妊学会（American Fertility Society：ＡＦＳ）や米国疾病管理局（Centers for Disease Control and Prevention：ＣＤＣ）は、精子提供者がＨＩＶに感染していないことを確認するために、提供精子を用いる人工授精では、必ず凍結融解精子を用いるように求めたのだった。あまり注目されなかったが、このＣＤＣの通達は、結果的に精子バンクの本格的普及を後押しすることになる。

予期せぬ副産物もあった。提供者のスクリーニングをされた凍結精液を用いることで、ウイルスなど精液を介して感染するその他の疾患についても、同時に回避できるようになったのである。

精液を提供者から定期的に集めて保存し、同時に提供者に対する感染症チェックを定期的に行うことができれば、既知の感染症について、リスク回避をほぼ完全に行うことができる（もちろん未知の感染症は無理である）。

そして、これをルーティンに行う事業システムを確立するには、精子バンクという事業組織が最適であろう。高い品質管理水準を維持するためには、当然、費用もかかるが、企業としては、十分な顧客の数さえあれば成り立つはずである。

もし、それぞれのクリニックが、精子バンクに頼ることなく、その都度必要に応じて精子提供者を探し出して精子提供を依頼した場合には、精子バンクが行っているような高い水準の品質管理は難しい。第三者提供精子による人工授精で生まれてくるこどもたちを重大な遺伝子疾患や感染症のリスクから守るためには、精子バンクに頼らざるを得ないのが実情なのだ。

人工授精の歴史

精子バンクが実際にどのように運営されているかを説明する前に、提供精子による人工授精の歴史について振り返っておきたい。

そもそも治療の難しい男性因子のあるカップルに用いられる唯一の有効な方法は、歴史的には、提供精子による人工授精（Donor Insemination：ＤＩ）、つまり第三者から提供された精子を女性の子宮内に注入する方法だった。この方法に対しては、非配偶者間人工授精（Artificial Insemination with Donor's Semen：ＡＩＤ）という言葉も以前は広く用いられていた。

提供精子による人工授精の歴史は古く、少なくとも文献的な報告のある１９４０年代から、世界中で行われていたと考えられる。わが国でも、慶應義塾大学などの施設で、ほぼ同じ時期から行われてきた。しかし、その正確な実施周期数や、実際にこの方法により生

	総数	妊娠数	出生児数
2004年	3999	223	129
2005年	3958	213	94
2006年	3152	198	117
2007年	3062	192	98
2008年	3461	184	76
2009年	3244	177	97
2010年	2264	138	53
2011年	3082	165	92
2012年	3700	226	120
2013年	3876	184	109

表2-1　提供精子を用いる人工授精の施行数と出生児数
（日本産科婦人科学会による）

まれてきたこどもたちの数については、国内外いずれも明確ではない。

日本産科婦人科学会は、1997年に「『非配偶者間人工授精と精子提供』に関する見解」を公表し、1998年以後、わが国における提供精子による人工授精の施行状況について全国集計をして報告してきた。

データを縦覧してみると、施行施設数の減少、出生児数の減少傾向があったが、最近10年の状況を見ると（表2－1）、それでも提供精子による人工授精で毎年100人程度のこどもたちが生まれていることがわかる。ただし、現実には妊娠例を分娩まで追跡できていない例も多く、ことによると、この統計は日本における提供精子での人工授精による出生児の一部を示しているにすぎない可能性がある。したがって、この方法により出生したこどもたちは、累計すると1万人とも1万5000人ともいわれるが、確証があるわけではない。

わが国では、提供精子による人工授精を行う施設数は、どんどん減少している。その大きな理由のひとつは、先ほど述べたように顕微授精をはじめとする生殖医療技術の進歩であると考えられる。つまり、以前であれば、他人の精子を用いる以外に、子を持ち得なかったカップルの中に、技術の進歩により、みずからの精子を用いて子を持てるようになったケースが少なからず存在するということになる。

「液体窒素」という名のタイムマシン

精子の凍結保存というのは、実際にはどのように行われるのだろうか。

精子凍結は、次章で述べる卵子凍結と比較すれば、基本的にははるかに容易なはずである。まず射出された精液の入手は、卵子を得る場合と比較したら、まったくもって難しいものではない。また、精子は卵子と比較して細胞質に乏しい小さな細胞であることなど、そもそも凍結融解に対する耐容性が比較的高いことが期待できる細胞である。

マスターベーションで得られた精液は、射精直後はゼリー状に固まっているため、まず室温で少なくとも数十分間静置され、液化するのを待つ。その後、一部を用いて、精子濃度、運動率、形態などをチェックするとともに、培養液で洗浄し、運動している良好精子を選別し濃縮する。卵子凍結のときにも用いる凍結保護剤を加えて、細胞内にある水分をある程度減少させ、その後にプラスティックのストローやチューブに注入して液体窒素の蒸気で凍結する。これら容器には、それぞれIDや名前などを記入し、マイナス196℃の液体窒素タンク内で保存することになる。

このようにして凍結された精子は、卵子と同様に、理論的には半永久的に保存できるはずである。実際のところ、長期間保存された精子を用いて生まれたこどもはいるのだろうか。

その少年は、当時17歳であった。英国中部の工業都市マンチェスターに住む彼は、その日、精巣がんと診断された。精巣がんに対する当時の標準治療として、精巣摘出手術、放射線治療および抗がん剤投与が予定されている旨、彼は説明を受けた。もちろん、これらの治療により、精子を作れなくなることも。彼は、ただちにみずからの精子を凍結することを選択したのだ。

幸い、彼はその後、健康を回復し、がんサバイバーのひとりに加わったのである。そして、精子を凍結した21年後に、自分の凍結融解精子を用いて奥さんの卵子に顕微授精を行い、受精卵を得ることができた。しかし、最初の3回の胚移植では、残念ながら妊娠は成立しなかった。そして、最後の4回目、残された凍結胚を移植することで、奥さんが妊娠し出産したのであった。[*1]

凍結融解精子による治療が本格的に普及することになった背景には、もちろん精子凍結法の改良もあったが、圧倒的に顕微授精という技術の出現に負うところが大きい。前章でも説明したとおり、顕微授精では、卵子に直接精子を送り込むことができるので、凍結融解後の精子のみかけの運動性や、精子運動性の鍵となる尾部の顕微鏡的所見は、あまり関係がなくなってしまう。授精させる精子の染色体やＤＮＡのレベルにおける正常性のみが重要となったのである。そして、いったん凍結された精子を用いることにより生まれてきたこどもたちに、これまでのところ大きな問題が発生しているという報告はない。

一方、精子の凍結保存は、生殖医療の時間的制約を取り除いた。精子も卵子も液体窒素で適切に凍結すれば、どれだけ長期間経っても変化することはないはずだ。理論的には数百年、数万年後であっても、受精能力は失われることはない。その結果、このＬＮ（液体窒素）という名のタイムマシンは、それまで想定されなかった大きな難題をもたらすことになった。

死後生殖に対する司法判断はいかに

1998年、四国に在住するある男性は、慢性骨髄性白血病に罹《かか》り、骨髄移植による治療を受けることとなった。そこで、自身の精巣機能が低下する可能性を考え、治療前に、自分の精子をある医療機関で凍結保存した。前年に結婚していたこの男性は、あらかじめ奥さんに、自分が死亡しても、もし奥さんが再婚しないのであれば、自分の子を産んで両親の面倒をみてほしいと話していた。また、両親には、自分に万が一のことがあったら、凍結してある精子を用いて生まれたこどもに家を継いでもらいたいと伝えていた。

男性はいったん健康を回復し職場復帰したため、奥さんは不妊治療を開始し、凍結してあった精子を用いて顕微授精を行う予定となった。ところが、その実施前に残念ながら男性は亡くなり、奥さんは亡夫の両親と相談のうえで、凍結してあった精子を使用して、顕微授精を受けることを決心した。その結果、幸い妊娠が成立し出産したのである。生まれたこどもについて、奥さんは亡夫との間の嫡出子として出生届を役所に提出した。ところが、「死亡による婚姻解消後に妊娠したこと」を理由として、その届けは受理されなかったため、生まれたこどもを原告として、死後認知請求を提訴したのであった。

第一審は、この請求を棄却したが、高裁は反対に奥さんの認知請求を認容した。そこで最終的に最高裁の判断を仰ぐこととなった。２００６年、最高裁は「親子関係を認めるべきか否か、認めるとした場合の要件や効果を定める立法によって解決されるべき問題であるといわなければならず、その立法がない以上、死後懐胎子と死亡した父との間の法律上の親子関係の形成は認められないというべきである」、として認知請求を棄却したのである。*2

この判決により、死後生殖（あるいは死後懐胎ともいう）については、わが国の現状では法的に認められないことが確定した。しかし、この判決により生まれたこどもにとっては、結果として最初から父親が存在しない状態になってしまったのである。ただ判決文は、このようにも記している。すなわち、現行法は、死後に生殖があり得ることを想定していないため、（これに対応する）早期の法制度の整備が望ましいと述べたのである。

容易に想像できると思うが、類似の事例は各国で発生している。そして、その対応には、かなりのばらつきがある。

たとえば英国では、１９９６年にダイアン・ブラッド（Diane Blood）さんという女性が、亡くなった夫の凍結してある精液を用いて、人工授精を受ける許可を裁判所に求めた。しかし、彼女の夫は、当時の英国で治療のために必要とされていた「署名のある文書による同意書」（実は、これがあれば治療ができたのだ！）を残さずに死亡していたため、裁判所は実施を許可しなかった。そこで彼女は、「亡夫の精子を用いる国外における治療」を受けるために、凍結精子を外国に持ち出す許可を求める訴訟をおこした。彼女は、再び敗訴したが、その後、ヨーロッパ人権裁判所に提訴し、最終的には凍結精子をベルギーに移動することが認められたのである。

ダイアンさんは、ベルギーで亡夫の精子を用いて治療を受け、めでたくリアムとジョエルの2人の男の子を得た。しかし、話はこれで一件落着というわけにはいかなかった。亡くなった夫の名前を2人のこどもたちの出生証明書に載せるために、彼女はさらに訴訟をおこす必要があったのだ。最終的には、英国で生殖医療を規制している法律（Human Fertilisation and Embryology Act：HFE法）の2003年修正時に、死後生殖の項目を書き加えさせることに成功し、こどもたちの出生証明書を登録し直すというかたちで、彼女は目的を達したのである。[*3]

時間を超えた死後生殖が、遺産相続など数多くの法的問題や課題を創出する可能性があることは、容易に想像できるであろう。しかし、このダイアンさんの訴訟は、別の観点をも示唆しているともいえる。すなわち、この訴訟は、むしろ生殖において父親が「存在する」ことの意義や必要性についての、一種の「異議申し立て」であったという見方もできるかもしれない。女性にとって子を持つために必要なのは「精子」であり現に存在する男

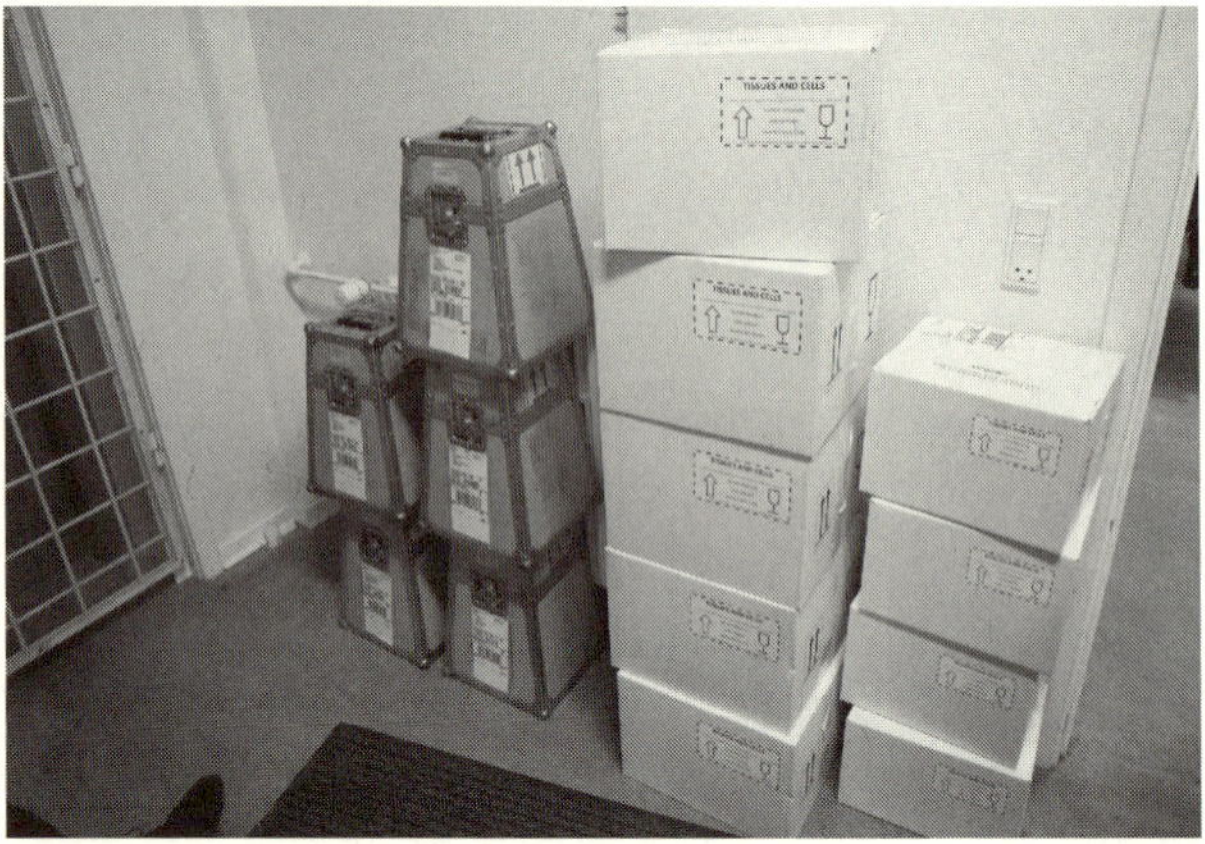

精子バンクで発送を待つ凍結精子を入れたコンテナ （2015年2月撮影）

性ではない。もっとも、生まれてきた子にとっては、（たとえ既に亡くなっていても、あるいは血縁がなくても）父親が必要な場合がある。

英国のＨＦＥ法は、その後２００８年に行われた初めての全面改正時に、生殖医療による治療を行うために、（それまではあった）父親の必要性を完全に削除したのである。すなわち現在の英国では、もはや最初から父親が存在しなくても、生殖医療を受ける上には何ら差し支えないのである。

国境を飛び越える精子

再び、オーフスのクリオスのオフィスに話を戻そう。

クリオスを訪れた朝は、月曜日の朝であった。受付の隣の部屋では、ラボ・テクニシャンの女性たちが、ストロー詰めの凍結精子が入った液体窒素容器を、段ボール箱に詰めている。ふと部屋の隅を見ると、段ボール箱が山積みになっているではないか（写真）。

そう、月曜日は、各国からのオーダーに応えて、凍結精子を発送するのに最適の曜日なのである。凍結した精子を輸送するには、途中で融解してしまわないように、液体窒素を入れるドライシッパーという専用容器を用いる。これは、輸送中に液体窒素がもれたり、こぼれたりしないように工夫された特殊な容器である。もちろん、ドライシッパーを使用せず、段ボール箱にドライアイスを詰めて送ることも不可能ではない。しかし、精子に限らず、大切な細胞を輸送する場合なども、このドライシッパーという、より信頼性の高い容器は、しばしば使われている。そして、国際宅配専門会社にその配送を依頼すれば、世界中どこでも、ほぼ4日以内には到着する。注文を出した先方に届くのが、確実に週末にかからないようにするためには、月曜日が最適なのである。

クリオスは、これまでに世界の70ヵ国以上に凍結精子を輸出した実績があるという。なぜ、これほど数多くの国々に向けて、北欧の小国であるデンマークから凍結精子が世界中に輸出されることになったのだろうか。

おそらく第一の要因としては、各国において、近年共通している提供者の不足による提供精子そのものの不足があろう。国によりもちろんその背景となる状況は大きく異なるが、これにかかわる大きな要因として、各国の第三者精子による人工授精についての法的な規制や制限が関連している。

各国の、特にヨーロッパ諸国における精子の提供者は、伝統的に学生や兵士などが多かった。少額の謝礼をもらい、繰り返し精液を提供する場合がほとんどで、いずれも匿名による提供だった。提供精子により生まれたこどもの多くは、その事実を知らされずに育てられた。彼らが育ての父親とは遺伝的関係がないことを自分が疑わなければ、多くの場合、大きな問題の生ずることはなかった。しかし、偶然に精子提供の事実を知った場合、こどもたちの気持ちは大きく動揺することになる。そして、近年、こどもたちがみずからの生物学的な父親を知ることを求める動きが強まり、精子提供を非匿名化、つまり、こどもたちが求めれば、精子提供者を同定できる法制度を導入する国が出現したのである。

スウェーデンは、1983年に、いち早く人工授精法を整備し、世界ではじめて、提供精子により生まれたこどもたちが、18歳になった時点で提供者の住所、氏名などを知ることができるようにした。その後、北欧ではノルウェーやフィンランド、またオーストラリア、英国、ドイツなどで、同様の「出自を知る」ための法整備が行われた。一方、フランスなどでは、精子提供は匿名に限るという法制度を維持している。こうした中で、デンマークは、2012年に配偶子提供を匿名に限っていた法律を改正し、匿名と非匿名を選択可能なシステムとした。提供者が提供時に匿名と非匿名のどちらかを選択できるし、被提供者もどちらかを選択できるのである。

結果として、デンマークの精子バンクは、顧客の注文に応じて、匿名提供者からの精子と非匿名提供者からの精子を供給することができるようになった。特に、提供精子により生まれてくるこどもたちに、生物学的父親へアプローチする可能性を与えたい独身女性やレズビアンカップルは、非匿名精子を選択することが多くなった。なぜなら、彼女らから生まれるこどもたちにとって、はじめから父親は家庭内に不在だからである。レズビアンカップルのこどもたちは、やがて自然に生物学的父親について関心を持つことになる。こどもたちが父親のことを知りたいと思ったときに、匿名精子ではその願いをかなえることができない。必然的に独身女性やレズビアンカップルは非匿名精子を選ぶことになる。

一方、家庭の中にすでに父親が存在するヘテロセクシュアルカップルの場合は、匿名精子を選択することが、いまだに多数なのである。

コペンハーゲン大学のニボーアネルセン（Nyboe-Andersen）教授によれば、いまや独身女性の85％が非匿名精子を選択するという。ちなみに非匿名の精子提供者のプロフィルにも変化がみられる。従来は、学生や兵士などの若い未婚男性が多かったが、近年はより年齢層の高い、既にこどもを持っている男性が増えているという。

たとえば、クリオス社のホームページ[*4]を見ると、それぞれの精子提供者の詳細なプロフィルが掲載されている。あなたのすることとは、希望する瞳の色、髪の色、血液型、身長などを選び、サーチボタンを押すだけだ。たちどころに希望にマッチした精子提供者のリストが出てくる。これはよさそうだと決めたら、もっと詳細な背景を知ることができる、声を聞くことのできる提供者もいるのだ。すなわち、精子を必要とする顧客は、普通の商品を選択する時とまったく同じように、ウェブサイトを見ながら、さまざまな情報を比較検討して注文を出すことになる。クレジットカードの決済が問題無く行われれば、数日後には、国際宅配便で自宅まで凍結精子が配送されてくる。ネットショッピングの経験があれば、誰でも購入できるだろう。

精子バンクの隆盛には、もうひとつ重要な要因がある。

先ほど、感染症のスクリーニングを定期的に行い、提供精液による感染リスクを厳重にコントロールしているのが、精子バンクであると述べた。精子についての品質管理が厳しく行われていることは、なにも感染症に限ったことではない。精子ドナーに対しては、感染症スクリーニングのみならず、染色体検査と重大な遺伝性疾患の遺伝的素因を持っていないかチェックするための遺伝子検査が行われる。ここでは、本人の健康状態や家族についての問診によるチェックだけでなく、さらに遺伝子検査も行われることに注目すべきである。そして、オーレ氏によれば、精子提供者としての候補者の中で、実際に提供までに至る男性は、わずか10％にすぎないという。本人が提供したくても、10人のうち、9人はできないのだ。

とはいえ、このような精子提供者に対するスクリーニングが、すべての危険性を回避することにつながらないのは当然である。すべての遺伝的な潜在的危険性を除外することは、そもそも理論的に不可能である（提供者がいなくなる）。

2013年に、コペンハーゲンにある別の精子バンクから提供された精子により、大きな問題が発生した。1人の精子提供者が、2004年に提供した精子から出生したこどもに、ある遺伝性疾患が発生したのだ。2012年までには、同一提供者の精子により、10ヵ国で出生した43人中、少なくとも5人にNF1という同一遺伝子の変異（この変異で神経線維症という疾患が発症する可能性がある）が発見された。当初、メディアによる情報提供が必ずしも正確でなかったこともあり、この事例は、各国において大事件となった。最終的には、提供者自身の精巣において生殖細胞に発生した遺伝子変異であり、当該遺伝子についての欠失のあるモザイク（正常細胞と変異遺伝子を持つ細胞の両者を生殖細胞に持つ）であることが判明し、そもそも、この事態を予見することはきわめて困難であったと考えられる。現在、この提供者から提供された精子により出生したこどもたちについては、国際的にフォローアップする体制が、作られつつある。

この事例のように、精子バンクの登場により、国境や空間を越えて精子が取り引きされるようになったことで、これまで想像していなかった広い範囲に、特定の情報（遺伝情報）の思いがけない拡散を媒介する可能性が出てきた。

ただし、精子バンクから購入された精子については、これが商業ベースであるがために、厳密な商品管理が行われ、問題があってもフォローアップができる。したがって、幸運なことに（あるいは皮肉なことに）、このような事件が明るみに出やすい印象すら受けるのである。もし散発的に行われた精子提供による疾患であれば、誰にも気づかれることがないか、あるいは事後に検証することが不可能となったであろう。

世界に広がる異母キョウダイ

これほど多くのこどもたちが、精子バンクにおける1人の精子提供者から生まれていることに、驚かれた読者も多いのではないだろうか。

たとえば、日本では、日本産科婦人科学会が、「提供精子を用いた人工授精に関する見解」で、「同一提供者からの出生児は10名以内とする」としている。また、同様の規定は英国などにもあり、提供される家族は10家族以内、などと規定する国も多い。

２０１１年9月5日付の「ニューヨークタイムズ」は、「１人の精子提供者から１５０人のこども」という記事を掲載した。シンシア・デイリーさんという女性は、提供精子により息子を持ったが、生物学的父親を共有する「異母キョウダイ」が息子にいないかどうか知りたくなり、インターネットサイトを用いて、調べ始めた（ここでは、同一家族内にいない父または母を共有するこどもたちをキョウダイと表記することにする）。そして、同一精子提供者によるキョウダイのグループをインターネット上で作ったのだが、年々その数が増加し、ついには１５０人となり、今後も増加しそうだという記事である。米国では、１人の精子提供者から生まれるこどもたちの数に法的規制はないため、妊娠する可能性の高い精子はより人気が高いこともあり、より多数の顧客に選択されるのだ。

たとえば、どこかの精子バンクのホームページを見れば、それぞれの精子提供者からの精子について、融解後に期待される精子運動率（ＭＯＴ）が、それぞれ記載してある。前に述べたように、顕微授精をするのであれば、運動率は大きな問題とならないが、みずから膣内に注入する人工授精のために精子を精子バンクから直接購入する女性にとって、精子運動率は妊娠に成功するために、とても重要である。具体的に述べるならば、運動率５％と記載してあるグレンの精子より、運動率30％と書いてあるポールの精子のほうが、より妊娠しやすくなるだろうから、当然より魅力的であろう。

デイリーさんが利用したウェブサイトは、ドナー・シブリング・レジストリー(The Donor Sibling Registry:DSR)、すなわち、提供配偶子によるキョウダイさがしをするというサイトである。[*5]

DSRは、ウエンディ・クラマーさんというお母さんと、提供精子で生まれた息子のライアン君が、2000年から母子で運営してきたウェブサイトである。DSRは、世界中の提供精子や提供卵子により生まれたこどもたちやその親が、みずからの持っている範囲の情報をウェブページに書き込み登録することで、キョウダイをさがし出すことを目的としている。実際にキョウダイかどうかは、最終的には遺伝子診断を行うことにより確認することになる。2015年7月現在、約4万7000人の精子提供者、卵子提供者、生まれたこどもたちなどがウェブサイトに登録している。ホームページの記載によれば、登録者のうち、94・2%が精子提供、4・9%が卵子提供、0・9%が胚提供(生殖医療により作成された凍結受精胚が生物学的両親から提供される)によるこどもたちであるという。また、こどもたちの家庭の状況としては、独身女性とこどもからなる家庭が約半数、レズビアンカップルが約3分の1を占めている。そして、世界中の各クリニックや精子バンクの個別ページを見ると、それぞれの施設で治療を受けて妊娠・出生した、キョウダイをさがすこどもたちが登録している。たとえば、先ほどの精子バンク、クリオス社から入手された精子によるこどもたちのページを見ると、181人のこどもたちが自分の持っている情報を登録し、その中で123人について、1人以上のキョウダイがこれまでに判明しているという。なお、日本のクリニックで治療を受けた例は、DSRにはひとりも登録されていない(2015年8月23日時点)。

非匿名精子選択の理由

精子バンクにおける非匿名精子の顧客は、米国や欧州では、現在独身女性やレズビアン女性が多く、また高学歴、高収入の女性を主とする。

ニューヨークの心理療法士ジェーン・マテスさん(Jane Mattes)は、ご本人もシングルマザーであるが、「選択的シングルマザーの会」(Single Mothers by Choice:SMC)を1981年に設立し、今日では3万人以上の会員により活動を行っている。[*6] 会員の60%が提供精子による人工授精により妊娠しているとホームページに記載されているが、2014年9月21日付の朝日新聞Globeの記事によれば、マテスさんは「最近の会員の8割は、バンクを通して匿名の男性から精子提供を受け、こどもをもうけた母親たちだ」と述べ、さらに提供精子による人工授精が増加しているようだ。

さらにいうならば、これらのうち多くは、医療機関が行う体外受精ではなく、女性自身が自らの膣に精子を入れる、自分で行う人工授精（Self-insemination）の可能性が高い。少なくとも米国では、家族形成資源である精子バンクにおいて凍結された精子は、このように流通する商品として認識されつつあるとともに、新たなスタイルの家族を形成するための貴重な方策となっている事実がある。*7

プレミアムな精子

スウェーデンの「人工授精法」は、１９８５年に発効し、提供精子による人工授精で出生したこどもに対して、18歳に達した時点でその出自を知る権利を与えた。すなわちこどもが求めれば精子提供者の氏名を含む情報を得ることが可能となり、精子提供者は、これ以後すべて非匿名となった。この年に妊娠が成立し生まれたこどもたちは、２００３年には18歳に達しているはずである。しかし、２０１５年2月までに出自を知ることを請求した事例は合計で15例しかない。提供精子によるこどもの数は少なくとも数千人に達しているはずである。この理由として、両親が精子提供の事実について、こどもたちにまだ知らせていない可能性、そして、こどもたちが提供の事実を知った場合、その提供者の氏名などをさらに求める例はきわめて限られている可能性が考えられる。

スウェーデンでは、匿名の精子提供を禁止した「人工授精法」に引き続いて、１９８９

年の「体外受精法」により、胚提供や卵子提供など第三者の関与する生殖医療については、施行すること自体が、一時禁止された（このあとに述べる問題点がクローズアップされ、その後、卵子提供は解禁されている）。

この結果、精子についても、卵子についても、第三者配偶子を必要とするカップルによる国境を越えた治療が顕在化した。理由のひとつは、自分の住む国でできない治療（卵子提供）を外国で受けるためだったが、もうひとつは自国で得られない匿名の配偶子提供者を求めるため（精子提供）であった。考えてみれば、精子バンクで購入する精子については、提供者の情報を完全に無記名化、匿名化することが可能である。提供者の精子は、射精した瞬間から提供者の身体から完全に切り離され、凍結保存を行うことにより、時間的な制約を受けずに動かせるようになる。いうなれば精子バンクのシステムは、精子の無記名化、匿名化という、いわば「情報の初期化」を行う、格好の装置といえるだろう。

精子バンクでは、精子という裸で粗であった「生産物」に、洗浄・濃縮などの処理加工を施し、さらにビン詰め・箱詰め（実際には液体窒素の入ったストローに冷凍保存）し、商品化し、流通させる。不遜な言い方に聞こえるかもしれないが、精子バンクが扱う匿名精子は、包装を開けなくても中身がある程度わかっている、つまり匿名性が一定の品質レベルを保証している製品に近い。トマトの産地はわからなくても、製造工場がどこにあるかわからなくても、製品メーカーを信じて、私たちはケチャップを買う。また、同一ブランドの「イカの塩辛」は、どの食料品店の棚に並んでいるどのビン詰めを買ってきても、たぶん同じ味のはずである、と信じている（実際にはそうでないかもしれないが……）。そう「わからないこと」は気にならない。

同じことがクリオス社の匿名提供者による精子に対しても当てはまる。精子を提供した男性の情報がそもそも提供されないのであれば、何も疑問を差し挟む余地はない。

ところが、様々な情報が提供され、さらに「非匿名化」となると、事情は少し変わってくる。魚沼産「こしひかり」や、フランスの高名なシャトーの赤ワインがプレミアム性を持つように、精子の提供者によって商品価値が変わってくるのだ。

最近、農産物や鮮魚や精肉などの生鮮食品の流通履歴が確認できるトレーサビリティが脚光を浴びている。スーパーに行くと、精肉売り場には、ウシの個体番号が記載されたシールを貼った「牛肉の薄切りパック」が並び、野菜売り場に行けば、生産者の写真がキュウリの袋に添付されていたりする。精子バンクの非匿名性精子についても、これとまったく同じようにトレーサビリティが付与されていることになる。そして、精子を提供した男性の皮膚の色、身長、体重から、学歴、学位の有無、知能指数や遺伝子検査の結果など、さまざまな情報を添付できる。提供精子のプレミアム性などいとも簡単に高めることができるのだ。

＊1 Planer news：https://planer.com/company/news/older-news-stories/335-child-born-after-21-year-semen-storage-using-planer-controlled-rate-freezer-.html

＊2 最判平成18年9月4日民集60巻7号2563頁

＊3 Diane Blood：Flesh and Blood, Mainstream Publishing, 2005

＊4 https://www.cryosinternational.com

＊5 www.donorsiblingregistry.com

＊6 www.singlemothersbychoice.org

＊7 Jane Mattes：Single mothers by choice：A guidebook for single women who are considering or have chosen motherhood. Three Rivers Press, 2013

第３章

卵子を求める女性たち、
卵子を預ける女性たち

ある卵子提供者の告白

ジュリアは、その新聞広告をもう一度読み直した。

「求む卵子提供者、身長１６５㎝以上の活発で元気な黒髪の女性。18～30歳の北欧、東欧系の方希望。秘密厳守。謝礼３５００ドル、電話されたし」

彼女が「ワシントンポスト」の広告欄を一生懸命見ていた理由は、どうしてもアルバイトを見つけたかったからだ。ジュリアには、まとまったお金が必要だった。さもないと今がんばっているジャーナリズムの勉強をあきらめて、スウェーデンに帰国しなければならない。

「私はこの条件にぴったりじゃない。でも卵子提供って何だろう。私の卵子で生まれたこどもは、私のこどもなのかしら。卵子提供は代理母じゃないから、生まれたこどもを渡すわけではないし」

ジュリアは、一日よく考えて、翌日電話をすることにした。

電話に出たカップルと直接会う約束を取り付けたジュリアは、予定の時刻にワシントン郊外にあるレストランを訪れた。現れたカップルはジュリアを見て、そしてジュリアは奥さんを見て、卵子提供に関して、ただちに重大にして解決不可能な問題点のあることを理解してしまった。彼らは、外見的にまったく似ていないのであった。これだけ容姿が異なると、ジュリアの卵子で生まれてきたこどもが成長して、似ても似つかぬ母親を見て、実の母（遺伝的母親）であるかどうか疑いを抱く危険性は高かった。

うまくいかなかったこの面会後、ジュリアは、卵子提供者になるにはどうすればよいかだけを考え続けていた。もはや、ほかのアルバイトをさがすことは、眼中になくなってしまったのだ。そうだ、友人のアンに相談してみよう。

「そんなの簡単よ。私のいとこも、去年卵子提供したわよ」

「え、そうなの。卵子提供するには、どうしたらいいの」

「いとこがそのときに使ったエージェントの電話番号を聞いてみるから、ちょっと待って」

（Julia Derek の手記[*1]による）

卵子を求める女性たち

健康な女性が妊娠する時、卵巣から排卵された卵子は、卵管に取り込まれる。膣と子宮内を泳いできた精子と卵子は卵管内で受精し、子宮に運ばれる。当然のことながら、この一連の過程は、すべて女性のからだの中で進行している。長らく、この過程は体外では再現できなかった。

しかし、1978年、エドワーズとステプトーによる「ヒト体外受精の成功」によって、この過程はすべて体外で再現することができるようになった。

意外に思われるかもしれないが、体外受精に用いられる「卵子」は、子宮の持ち主の「卵子」である必要はない。通常、ヒトの免疫系は「非自己」の細胞を認識して、それを排除する機構を持っているが、生殖にはそうした免疫機構が働かない。なぜなら、生まれてくるこども自体がそもそも「非自己」であるからだ。受精卵を「非自己」として免疫系が排除していたら、妊娠・出産自体が成立しなくなる。

体外受精の発明は、必然的に第三者女性に由来する提供卵子を使った生殖医療に道を開くことになった。1978年7月に世界初の体外受精で誕生したルイーズ・ブラウンさんはそうではなかったが、第三者の提供卵子が用いられるのは時間の問題であったと言っていい。早くも1983年には、第三者女性からの提供卵子によりこどもが生まれている。

第三者の提供卵子を用いる生殖医療は、どのような場合に選択されるのだろうか。提供精子のときと同様に、まず、みずからの卵巣から卵子が得られない場合、あるいは得られても受精卵が正常に成長する能力がない卵子の場合に、その適応となる。このような状況には、たとえばおそらく遺伝的原因によると考えられる早期（40歳以前）の卵巣機能低下だけではなく、さまざまな病気に対する外科的治療で卵巣が摘出されたり、卵巣に影響を与える投薬あるいは放射線治療により、卵巣機能が低下したり、廃絶をきたした場合も含まれる。

より具体的にいえば、「がんサバイバー」と呼ばれる悪性腫瘍の治療後の患者のことをまず考えることができるだろう。

近年、悪性腫瘍化学療法の治療成績が著しく向上したが、その代償として医療がその原因となる（医原性の）不妊症になる患者が急激に増えている。その代表的な例が、白血病や悪性リンパ腫などである。これらの疾患では、骨髄移植を併用する大量の抗がん剤を用いる化学療法を必要とする。そして、その多くは、将来自分のこどもを持とうとする若年者や小児の患者たちである。

治療後に成人したこどもたちは、「悪性腫瘍完治後の不妊症」という新しいカテゴリーのグループに入る可能性がある。なぜなら卵巣や精巣にある卵子や精子になる生殖細胞は、しばしば抗がん剤に対する感受性が高く、妊娠する能力を完全に失ってしまうことがあるからだ。特に、卵巣への影響が強い薬剤を用いた場合におこりがちである。こうしたケースはけっしてきわめて少数というわけではない。

たとえば、スウェーデンでは650人に1人のこどもが悪性腫瘍にかかり、そのうち少なくとも60％が治癒するという。また、英国では2010年の時点で、人口の715人に

1人は、小児期の悪性腫瘍治療により、病気から回復したがんサバイバーである。

また、乳がんや悪性リンパ腫の術後化学療法ではしばしばシクロフォスファミドという抗がん剤が用いられるが、この副作用で卵巣機能を失う患者は全員ではないが、少なからず存在する。乳がん自体がかなり頻度の高い疾患であるため（実際、日本で女性のがんのうち、乳がんがもっとも罹患者が多い）に、若くして抗がん剤治療によって卵巣機能を失った患者の実数はかなり多い。

卵巣を摘出する場合はいうまでもないが、化学療法により回復不能なほどダメージを受けた卵巣には、卵子そのものがなくなってしまう。こうしたがんサバイバーの女性たちがこどもを持つためには、第三者から提供される卵子が選択肢のひとつとなってくるのだ。

諸外国では、特に第三者から提供された卵子を用いる生殖医療が広く行われている。特に米国では、体外受精や顕微授精のうち、8回に1回（約12％）が、提供卵子を用いている。ヨーロッパでも、スペインやチェコなどでは、数多くの提供卵子を用いる治療が報告されている。これはなぜか。

実は、提供卵子が用いられている治療の大部分は、医学的理由で自分の卵子が使えない女性というわけではないのだ。実際に多いのは、加齢に伴う卵巣機能の低下のために、自分の卵子が生殖医療に使えない、あるいは妊娠・分娩の期待値がきわめて低い女性である。また、多くの国の診療ガイドラインで（一部には法律のある国もあるが）、体外受精などの治療を受ける女性の年齢には、その上限が定められている。上限を超えるとすべての治療費は自己負担となる。したがって、体外受精の費用をすべて負担せざるを得ない年齢にある女性の場合、同時に自分の卵子を用いて妊娠できる可能性がきわめて低いため、はじめから若い女性から提供された卵子を使用するのが、費用のことを考えると現実的な治療選択肢のひとつとなる。

特に米国は、生殖医療にかかる費用がきわめて高価であることに加え、生殖医療に給付される医療保険も十分ではないために、結果として妊娠期待値の高い提供卵子を用いる治療が増えるという要素もあるのだ。そして、冒頭のジュリアのような卵子提供者が、高額な謝礼でリクルートされることになる。一方、スペインなどで提供卵子を用いる治療の頻度が高いのは、卵子提供を希望する女性が比較的多いことが、その主な理由ではあるが、周辺諸国からの越境治療が多いことがもうひとつの要因となる。

すべての卵子は生まれる前にできている

では、なぜ年齢の高い女性では、生殖医療によりこどもを持つ可能性が低くなるのだろう。

卵子は、裸のままで卵巣に存在するのではなく、卵胞という1㎜足らずの小さな袋に保存されている。生殖年齢にある女性では、この卵胞が毎月ひとつ発育して20㎜くらいになると破裂して排卵するのが通例である。

これらの卵胞内にある卵子は、この女性が生まれる前にすべて作られたものだ。卵子は、この女性がまだお母さんの子宮の中で胎児として存在するときに作られる。

妊娠20週ころの胎児の卵巣には、卵子のもとになる細胞が約700万個も保管されている。しかし、これら卵子は、途中で発育をとめてしまい、生殖年齢にいたるまで休眠状態を続ける。初潮を迎える生殖年齢になって、ようやく発育を再開するが、卵巣に保管されている卵子がいっせいに成熟を再開するわけではない。成熟して排卵される卵子は月にひとつだけ。初潮から閉経までを40年と仮定すると、1人の女性が生涯通じて、排卵する卵子はトータルでわずか480個にすぎない。確率は、わずか0・01%以下ということになる。

誤解を恐れずにいえば、卵子は母体となる女性と同じ齢を重ねていくため、次第に老化していく。だから、卵子の「休眠期間」が長くなればなるほど、卵子にも様々な不具合が蓄積していく。代表的なのが染色体異常だ。分裂するときに、本来、均等であるべき染色体の配分がうまくいかず、染色体の異数性などの問題が起こり、流産したり、生まれてく

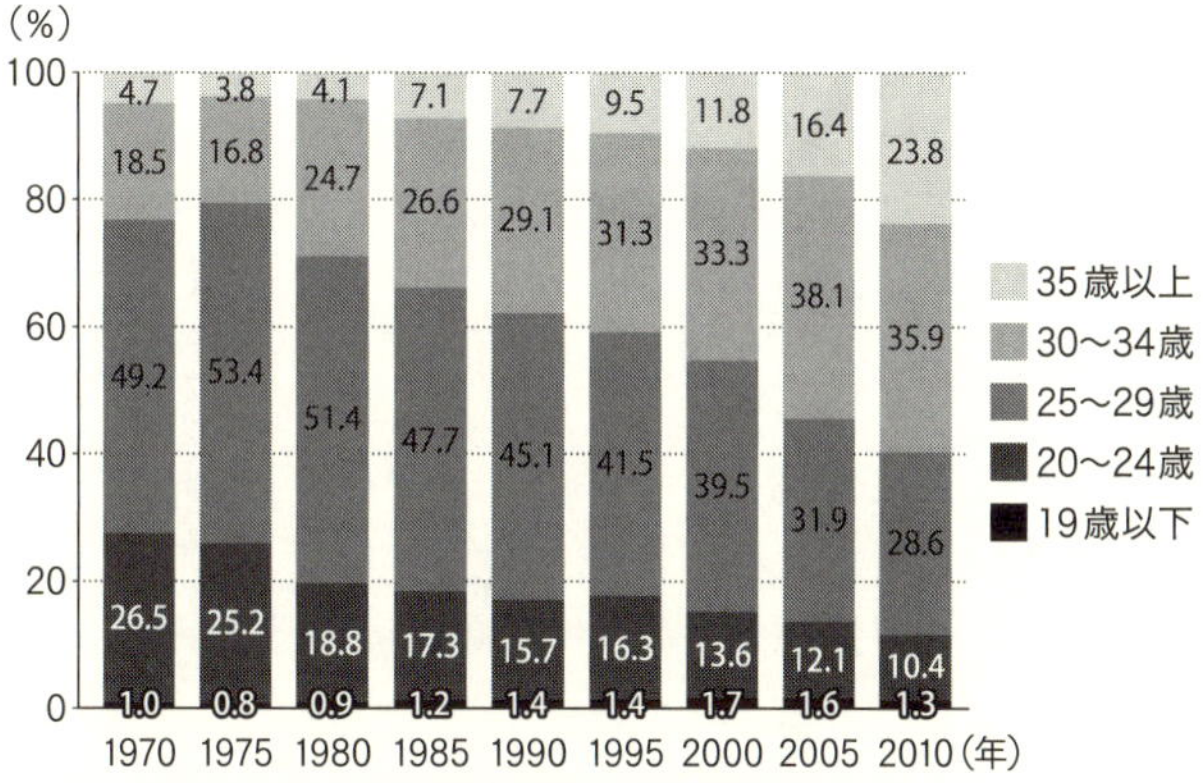

図3-1　日本人女性の出産年齢の年齢層別推移
（厚生労働省のデータから作成）

るこどもが障害を抱えたり、そもそも妊娠しにくくなったりする。染色体異常を原因とする先天的な疾患としてはダウン症がもっともよく知られている。

女性の加齢にともなって、流産する確率やダウン症の発生確率は年々高まり、反対に妊娠率は年々低下していく。女性が妊娠しにくくなるという問題は、排卵の完全になくなる時期（閉経）の直前からはじまると考えている人が多いが、実際には閉経のずいぶん前から、排卵される卵子の質の問題が既に生じている。

さて、日本では、こどもを持つ女性の年齢が、年々上昇している（図3－1）。今や日本では、出産する女性の約6割が30歳以上の女性である。そして、２０１３年には、はじめてお産をする女性の平均年齢が30・4歳になった。1975年には25・7歳だったから、この間に、こどもを持つ年齢が5年近く先送りされたことになる。こどもを持ちたいと思いつつ、思いのかなわないカップルが治療を開始する年齢も同様に上昇し、加齢に伴う妊娠しやすさの低下を避けて通れなくなっているのである。しかし、日本国内では提供卵子を用いる治療は、これまでほとんど行われていない。

冒頭に紹介した25歳のジュリアは、卵子提供を繰り返していくが、その間に、1回の卵子提供により支払われる金額は10万ドルにまで、なっていったという。

社会的卵子凍結とは

若いときの卵子を凍結保存する可能性はどうなのか。

前章では、悪性腫瘍の治療前に、授精能力のある精子を冷凍保存する取り組みを紹介したが、良好な卵子をまだ毎月排卵している若い女性が悪性腫瘍の治療前に、卵巣機能が低下する可能性を考えて、みずからの卵子を凍結する行為(医学的卵子凍結)も同様に行われている。実際、ガラス化法という画期的な凍結法の開発は、未受精卵子を凍結しても、高い確率で融解後に使用できる状況を作ったのである。

最近では、わが国においても、抗がん剤の治療前に、自分の卵子や卵巣組織を凍結保存しておくことができる。実際に、健康を回復してからパートナーを見つけ、顕微授精により受精胚を作成し、こどもを得た女性が報告されている。たとえば、悪性リンパ腫のために17歳で卵子を凍結保存し、12年後に融解して移植し、30歳で妊娠・出産した女性の事例が報道された。[*2] ただし、実際には多くの患者さんにとって、ご自身の重大な病気の治療を最優先しなければならない状況で、将来こどもを持つために卵子を凍結保存することまで気持ちを回すことは、必ずしも容易ではないだろう。

こうした卵子凍結は、がん治療における卵巣機能の低下を見越して行われてきたものだったが、近年、当面は妊娠・出産を予定していない女性が、加齢などによる卵巣機能の低下を懸念し、将来の妊娠の可能性を残すために、みずからの卵子（あるいは卵巣組織）を凍結保存することが注目されるようになってきた。これを社会的卵子凍結（Social egg freezing）という。

妊娠・出産よりも職業上のキャリアを追求する女性が増加したこと、また、加齢と妊娠しやすさの関連が広く知られるようになったことが、世界中に共通する同時代的ムーブメントとして、社会的卵子凍結をクローズアップした可能性が高い。

生殖医療、生殖医学のエキスパートの多くを会員とする日本生殖医学会は、２０１２年3月から卵子凍結について、倫理委員会で現状解析と調査を行い、２０１３年11月に「未受精卵子および卵巣組織の凍結・保存に関するガイドライン」を報告した。その中で、医学的卵子凍結に加え社会的卵子凍結について、その適応と施設要件を述べた。日本産科婦人科学会は、悪性腫瘍治療前などの医学的適応に限定した凍結保存について、２０１４年4月に会告「医学的適応による未受精卵子および卵巣組織の採取・凍結・保存に関する見解」を出したが、社会的卵子凍結については、医療行為ではないという立場から、会告には何も記載されなかった。

日本生殖医学会のガイドラインでは、基本的に社会的卵子凍結を推奨していないが、もし施行するのであれば、採卵は40歳未満、卵子を使用するのは45歳未満を推奨するとしている。これは、社会的凍結とはいうものの、実行するにはまず生物学的・医学的状況を優先すべきであると強調しているのだ。すなわち、40歳以上では、十分な卵子を獲得することが事実上困難であること、45歳以上では妊娠自体の女性へのリスクがきわめて高いというのが、医学的な事実である。しかし、未受精卵子の凍結が、もっとも適している年齢は、実はせいぜい35歳まで、おそらく30歳前後までが望ましいと考えられる。なぜなら、卵巣にある卵胞数は30代になると、急速に減少しはじめるからだ（図3－2）。

実際の未受精卵子凍結は、どのように行われるのか。それは、途中まで体外受精のための治療法とまったく同じと考えてよい。つまり、卵巣刺激のためのゴナドトロピン製剤の

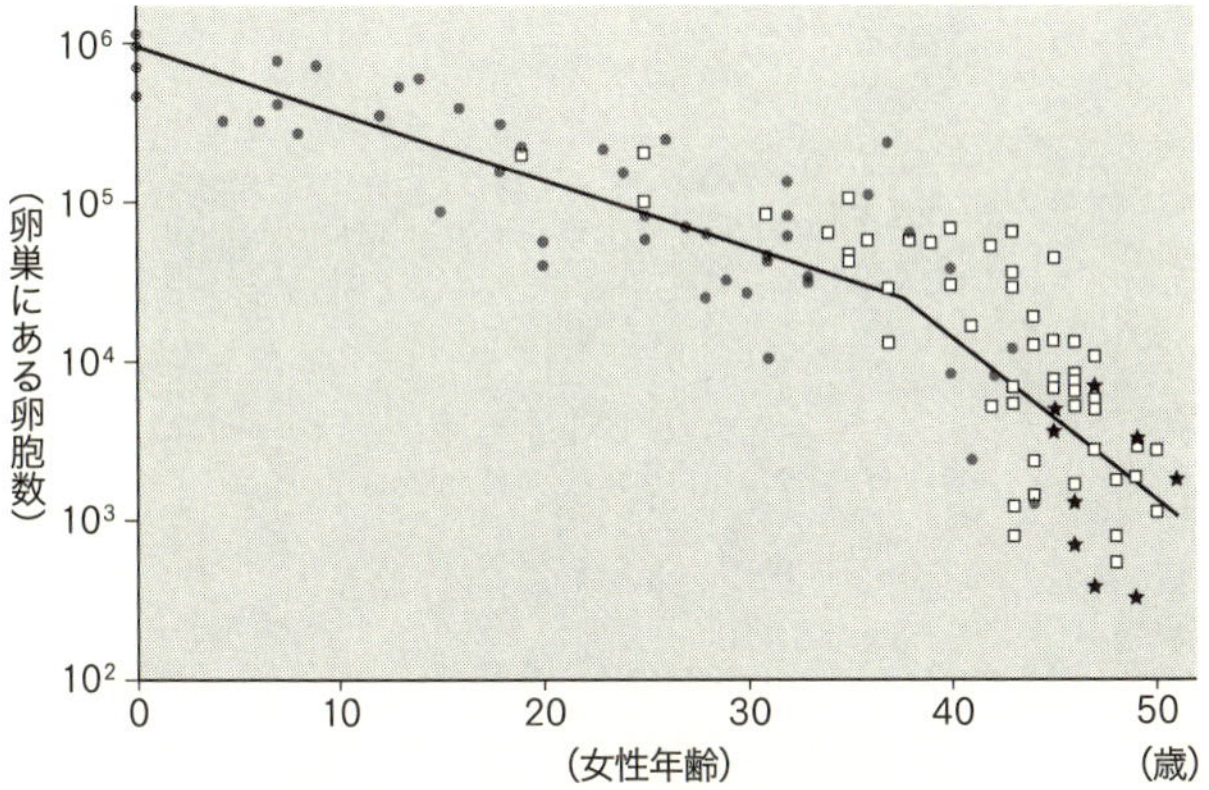

図3-2　女性の卵巣にある卵胞数の加齢による変化
※縦軸は10の累乗であることに要注意

注射を1週間程度継続した後で、十分に成熟した卵子を超音波で観察しながら、膣から針を刺して回収する。得られた卵子を受精させずに凍結するだけのことである。技術的には困難というほどでもなく、むしろこの方法を用いるために、どの程度の費用がかかるのかが大きな問題である。

体外受精などの料金が世界一高いことが知られる米国のいくつかのクリニックの価格をホームページでチェックすると、おおむね最初の1年分の保管料を含めて7000～1万ドル（約75万～107万円）のところが多い。

iPhoneやMacのメーカーとしても知られるアップル社や世界最大のSNS運営会社Facebook社が、2015年から、社会的卵子凍結をする女性社員に対して、20

万ドル（約214万円）の給付を開始するというニュース[*3]があったが、これは、採卵費用と保存費用をカバーする十分な金額ということになる。私たちは、スウェーデン国内ではじめて社会的卵子凍結を提供し始めたイエーテボリにあるクリニックの医師を訪れた。そのクリニックでは、凍結時に3万クローネ（約37万円）を、その後は保管料として、毎年5000クローネ（約6万2000円）を請求するというから、こちらは比較的現実的な価格といえる。

問題は、このように社会的卵子凍結を行った女性のうち、どれくらいの方が、実際にご自分の卵子を使用して妊娠する状況に至るかということである。今述べたスウェーデンのクリニックが社会的卵子凍結の提供を開始したのは、2012年であるが、2015年になってから、自分の凍結卵子を使用する治療を希望する女性が来院し始めたという。しかし、多くの女性は自分の卵子を凍結したまま、そのまま使用せずに終わるだろうと、このクリニックの医師は予想していた。

ただし、凍結された未受精卵子の使用状況について、きちんとした回答が示されるのはずいぶん先になるだろうと考えられる。そして、さらに大きな問題は、自分の卵子を凍結した女性が、妊娠と分娩自体のリスクがより高くなる年齢まで、妊娠を先送りすることであろう。つまり、社会的凍結については、必要とする女性が存在することは認めなければならないが、この方法を積極的に推奨、支援することは、けっして望ましいことではない。

卵子バンクの誕生

一方、現在の精子バンクと同じ意味づけを持つ卵子バンクも、最近になって相次いで誕生した。すなわち、卵子提供者からの卵子を凍結保存し、顧客であるクリニック（精子と異なり、個人で受精することはできないので、送付先は当然ながら顕微授精のできるクリニックに限られ、個人顧客はあり得ない）からの注文に応えて、凍結卵子を出荷することになる。卵子バンクのホームページには、卵子提供者の顔写真付きのプロフィルが（精子バンクと同様に）掲載されており、提供者を選択することが可能である。したがって、提供卵子を求める顧客個人が、提供者の選択の段階で一定の関与をすることが前提であるのも、精子バンクと同様と推察される。

米国でクリニックを開業するある医師によれば、2012年から2013年にかけて少なくとも4ヵ所の卵子バンクが誕生し、クリニックからの注文を受けるようになったという。出荷される凍結卵子は、同一提供者に由来する6個単位で1ロットとなっており、その費用は約1万5000ドル（約160万円）くらいというから、価格は凍結精子の5～20倍の価格ということになる。一方一度の卵子提供に対して3000～1万ドル（32万～1

07万円）程度の報酬が、提供女性に対して支払われるという。

卵子バンクで卵子提供できる女性は20歳代に限る施設が多いため、その妊娠率は、かなり高いことが期待できる。60％以上の妊娠率が期待できると広告する卵子バンクもある。また、卵子をいったん凍結することにより、提供者と被提供者の月経周期を同期させる必要がなくなるため、治療プランはより立案しやすくなる。2012年の米国のデータ（米国疾病管理局〈Centers for Disease Control and Prevention：CDC〉による）では、移植された胚が新鮮胚か凍結融解胚であるか、また卵子が提供卵子か否かについて分類された統計が示されている。しかし、提供卵子が新鮮卵子なのか凍結卵子なのかは、今のところ弁別できない。急速な提供凍結卵子の増加が読み取れる統計が、今後出されるのかどうかが注目される。

英国においても、2013年になって、はじめて卵子バンクが設立された。米国とは対照的に、英国では法律により卵子提供者への報酬がすべて禁止されている。したがって、卵子提供者は基本的にはボランティアであり、1回の提供に対して、750ポンド（約10万5000円）までの交通費などが支払われるのみである。ただし、卵子バンクでは、多数の卵子が得られる可能性の高い32歳未満の若い女性に対し、通常2850ポンド（約40万円）かかる自分の卵子を社会的卵子凍結保存する費用を、免除する引き替えに、採卵された卵子の一部を卵子バンクに提供するというプログラム（エッグシェアリングという）が行われている。

わが国の状況についても、付け加えておこう。先ほど述べたように、日本では、提供卵子を用いる生殖医療は、事実上ほとんど行われていない。しかし、未受精卵子の凍結保存に関しては、少々事情が異なる。

日本産科婦人科学会は、「医学的適応による未受精卵子および卵巣組織の採取・凍結・保存に関する見解」を2014年4月に示した。[*4] この見解以前に、もちろん未受精卵子の凍結は、限られた施設において、がん患者などに提供されていたわけだが、この会告に沿って、現在、多くの施設が学会に施設登録をし、未受精卵子の凍結保存をしている。そして、先に述べたように少数であるが、健康を回復した後の出産例も報告されている。

しかし、この会告は、あくまでも「医学的凍結」であり、「社会的凍結」、つまり「将来の妊娠しやすさを確保するために自分の卵子を預ける女性たち」については何も触れていない。その結果、どれくらいの数の「社会的凍結」が日本で実際に行われているかは、明らかでない。たとえば、大阪在住の44歳の女性が、30代後半から凍結保存していた自分の卵子を用いて女児を出産したことが2016年2月に報道された。[*5] しかし、実際には、ほかに同様の事例がないと言い切ることはできない。

＊1　Julia Derek：Confessions of a serial egg donor. Adrenaline Books, 2004

＊2　読売新聞　2014年12月6日付

＊3　NBC News 2014.10.14

＊4　http://www.jsog.or.jp/ethic/mijyuseiranshi_20140417.html

＊5　毎日新聞　2016年2月2日付

第４章

男でもなく、女でもなく

ある男の死

1868年2月のこと、パリのレニエ医師は、自殺した若い男の検視のために呼び出された。この男は、ある鉄道会社に勤めており、エコール・ド・メディサイン通りにあるアパートの6階、ろくに家具もない汚らしい部屋のベッドで息絶えているところを隣人により発見されたのである。どうやら、石炭コンロによる一酸化炭素中毒が死因のようだ。医師は、まず、当時しばしば報告された梅毒に伴ううつ状態による自殺を考えたが、とりあえずは、いつものように、遺体の全身検索を開始することにした。

レニエ医師は、型のごとくの検視を始めたが、すぐにあることに気づいた。この男の外陰部には、尿道の開口部が存在せず、また、小さなペニスが認められただけでなく、それに加えて膣があった。

その遺体は、詳細な解剖を行うため大学へ運ばれ、のちに、その子細な所見が公表されたのである。また驚いたことに、この男アベル・バルバンの部屋からは、彼の生活史、膨大な量の悲痛な内容を含む手記が発見されたのであった。

バルバンは、1838年11月8日にエルキュリーヌ・バルバンとして出生し、女の子として洗礼を受け登録されていた。通称名をアレクシナという。父親はアレクシナの幼いときになくなったため、経済的な理由から母親のもとを離れ、修道院に付設された女学校に入った。アレクシナは学業成績がよく、教員になるために進学し、教員資格を取得した。寄宿生活を送る中で、サラという女性と恋に落ちる。この時代、同性愛というだけで、スキャンダルであった。

そうするうちに、体調不良と度重なる腹痛のために、やむなく医師を受診したアレクシナは、診察の結果、女性ではなく男性であると判断された。詳細はここでは省略するが、その診断のために、「法的公的な性別が誤って女性と登録された男性である」という理由のもと、1860年6月21日、法廷はアレクシナの性別変更を命じ、登録が男性に変更されたのであった。

この命令により、アベルという男性になったアレクシナは、結局のところ恋人と結婚することもできず、女性ではなくなったため、女学校教員への道も絶たれ、パリに引っ越して鉄道会社に就職していたのであった。手記は米国へ行く船の乗組員に転職する予定となり、さらに自死を示唆する記述で終わっている。

アレクシナの死に関する調査と彼が残した手記は刊行されたが、時が経つにつれてその存在は忘れさられていた。ところが、フランスの哲学者ミシェル・フーコーが再発見して英訳が出版されたため[*1]、もっとも古い非典型的な身体的性別を持つ人物の一例として広く知られるようになった。フーコーによれば、この手記の一部は割愛されており、自死直前の状況についての本人の記載は残っていない。しかし、いずれにしても、今述べたように、この例では本人の意思によるのではなく、裁判所により性別再指定が行われたのである。

しかし、そもそも性別とは、いったい何なのだろうか。そして、性別はいつでもはっきりと決められるのだろうか。

性別って何？

「あなたの性別は何ですか」と私は講義のときに、最前列に座っている（教員の希望的観測としては）たぶん熱心な学生に聞くことにしている。

その反応は、通常「えっ」とか、「なんですか」といった当惑と、教員に対する「何でそんなわかりきったことを聞くのだろう」という疑念のまなざしが混ざった反応である。あるいは、「女性です」とか「男性です」という自信と確信に満ちた軽くて明るい回答が返ってくることもある。

しかし、質問に答えた彼女や彼は、いったいどうやって自分の性別が「女性」とか「男性」とか知ったのであろうか。あるいは、その学生の性別を、誰が「女性」あるいは「男性」と決定したのだろうか。

生物学的性別は、遺伝学的な性染色体の違い、つまりXX（女性型）またはXY（男性型）で決まると、中学や高校の生物では教わるし、多くの読者もそのように信じていると思う。しかし、どれだけの読者が、実際に自分の染色体検査を受けたことがあるだろうか。検査を受けたことのある方など、ほとんどいないはずと推察する。おそらくあなたが生まれた時に、両親が役所に提出した出生届に性別欄があり、その時にたまたま○をつけられた性別を、そのまま、あまり疑問を持たずに生きてきた方がほとんどではないだろうか。

そう、あなたの性別は、分娩時に立ち会った助産師や医師がある意味で「恣意的に」決定したものなのだ。どうやって？　それはもちろん、あなたの外陰部の所見によってである。

つまり、多くの人々が自ら信じている性別は、からだのつくりやかたちによる「みかけの性別」のことである。多くは、からだの外部にあらわれている性器、外性器の形状で性別を判定しているはずだ。男性なら陰茎・陰嚢、女性では陰唇（大陰唇・小陰唇）・陰核・膣などがあると信じている人が多い。しかし、「みかけの性別」は、エルキュリーヌ・バルバン＝アベル・バルバンのように、非典型的な場合があり、男性特有あるいは女性特有の外性器を持たない人もいる。

一方、染色体や遺伝子における性別は「遺伝的性別」である。こちらを実際に検査して知っている人は、ほとんどいないはずだ。重ねてうかがおう。読者はご自分の染色体検査をしたことがあるだろうか？　多分ないはずだ。

中学や高校の生物の教科書には、男女で染色体は異なると書いてある（図4－1、図4－2）。ヒトの体細胞には、22組の常染色体と2本の性染色体があり、典型的な性染色体は、男性ならXとY、女性ならXとXだ。しかし、実は、「性別」は染色体核型ですべてが決まるわけではない。

また、「遺伝的性別」と「みかけの性別」、このふたつの「性別」は、必ずしも一致しているときばかりではない。さらにいうならば、男性とも女性ともいえない、もっとさまざまな「性別」を生きる人々がたくさんいるのだ。

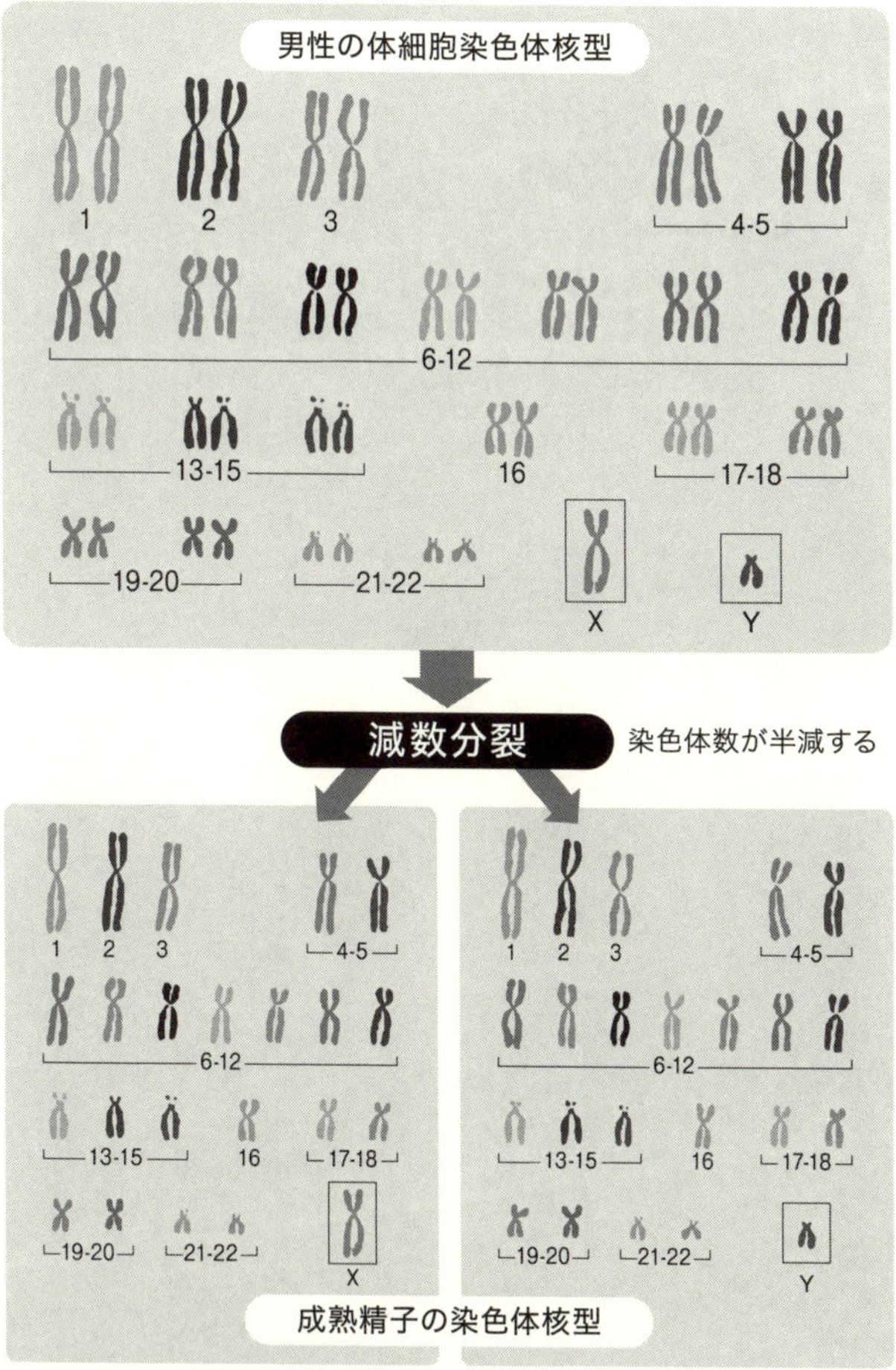

図4-1　ヒト体細胞と生殖細胞の染色体数の比較（男性）

精子と卵子になる生殖細胞は減数分裂により染色体数を半分に減らす。精子はしたがって、22Xと22Yの2種類となる

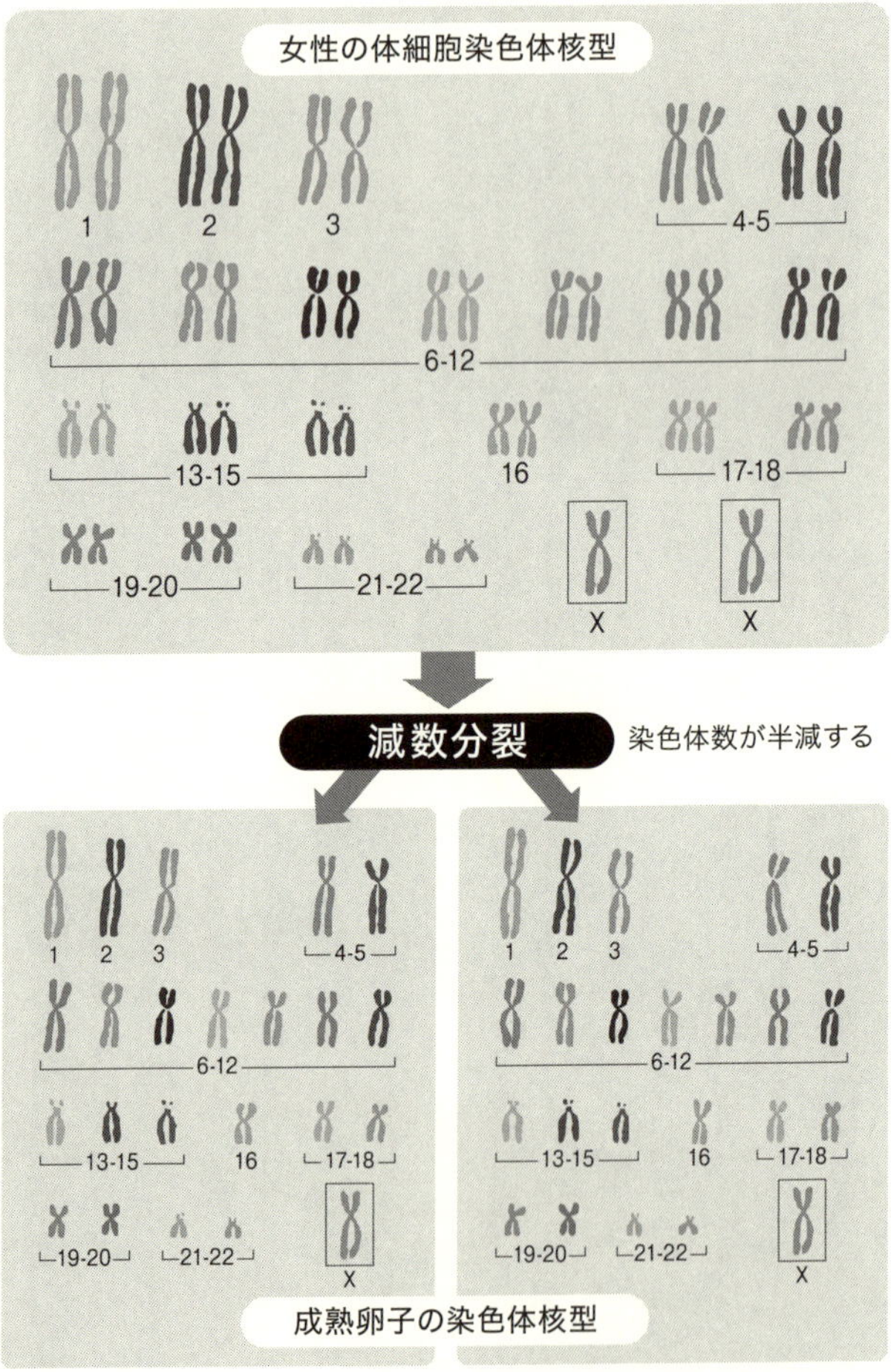

図4-2　ヒト体細胞と生殖細胞の染色体数の比較（女性）
精子と卵子になる生殖細胞は減数分裂により染色体数を半分に減らす。卵子はすべて22 Xとなる

ヒトの性のデフォルトは女性

ヒトの性は、私たちが普段考えているほど絶対的なものではない。だとすると、男でも女でもない中間的な性はどのように生まれてくるのだろうか。これを理解するには、いささか専門的になるが、ヒトの性分化の基本的なメカニズムを理解しなくてはならない。

端的にいうと、ヒトの性決定は複数のステージに分かれており、遺伝子やホルモンによって、性決定の「選択」が分岐していく。この流れが、何らかの原因で通常とは違う分岐をたどると、遺伝的性別と表現型性別が一致しなくなったりする。

以下、専門的な記述を含むが、図4－3を参照しながら、ヒトの性決定のあらましを説明しておこう。将来、卵子や精子になる細胞は妊娠8週程度の胎児の段階で、生殖細胞のもとになる始原生殖細胞として出現する。この始原生殖細胞は、胎児の体内で、将来の精巣や卵巣になる器官（性腺原基という）を形成する。この段階では、将来の男の子でも女の子でも、性腺を含めて、胎児にはまったく性差は認められない。

しかし、将来の男の子になる胎児においては、Y染色体上にSRY遺伝子という精巣決定遺伝子がある。このSRY遺伝子により産生されるSRYタンパク質が、図のように、性腺原基が精巣へ分化するよう誘導する。

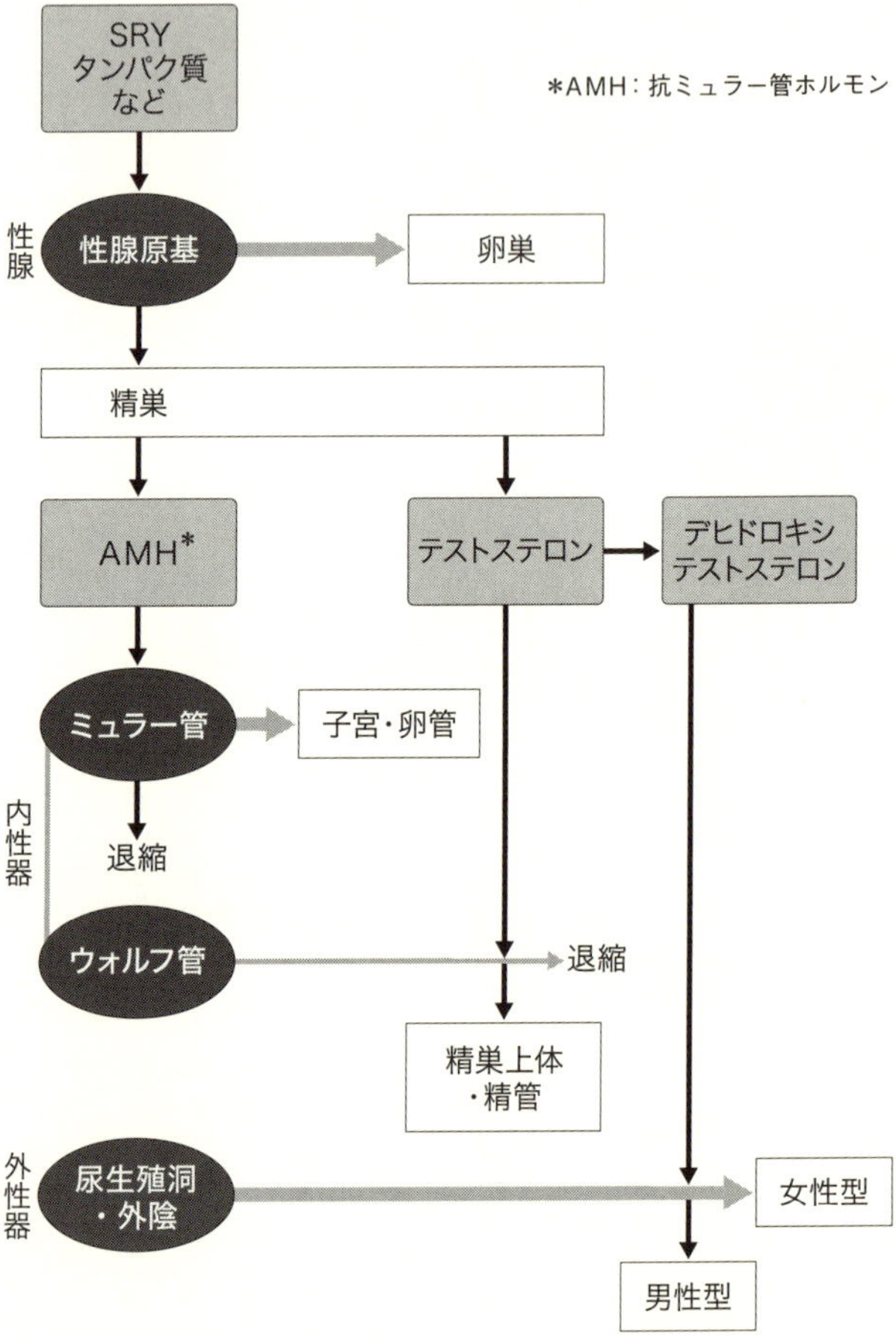

図4-3 性分化のカスケード
性腺、内性器、外性器のいずれも他の因子が働かなければ、右方向へと分化する。女性型となるのだ

一方、将来の女の子になるXXでは、SRY遺伝子をはじめとする精巣決定遺伝子を持たないため、性腺原基は卵巣へ分化する。すなわち性腺の分化において、SRY遺伝子という余分な因子のかかわりがなければ、放っておけば、ヒトの性腺は卵巣になるのである。いうなれば、生物としてのデフォルト、すなわち標準的分化の方向は卵巣なのである。

SRY遺伝子はY染色体にあるわけだから、Y染色体があれば精巣ができるというのは、基本的には正しい。性染色体がXXYであることが原因で発症するクラインフェルター症候群という疾患がある。発症頻度は、500人から1000人に1人と比較的多い病気だが、Xが2つあっても、それに加えてYがあるために、性腺は精巣となるわけである。

ところが、もっとややこしいことに、頻度は低いものの、染色体がXYであっても卵巣を持つ方や、XXであっても精巣を持つ方もいる。

XXの性染色体には、Y染色体にしかない精巣決定遺伝子が存在しないはずで、遺伝的性別が女性の胎児に精巣ができることは本来あり得ないはずだ。なぜこのようなことが起きるのか。

「運命のいたずら」を起こす〝犯人〟のひとつが、染色体の乗換えという現象だ（図4-

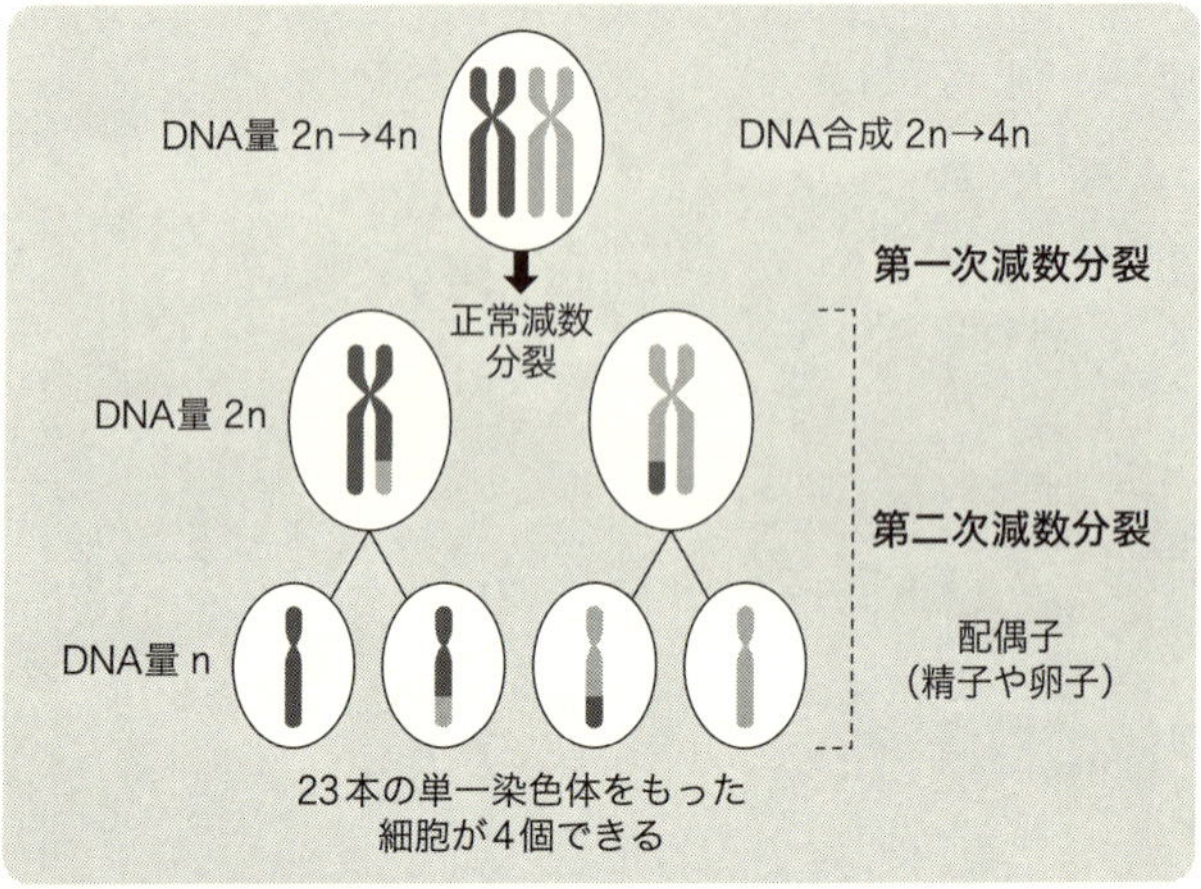

図4-4　生殖細胞の減数分裂のしくみ

4）。卵子や精子など生殖細胞を作る際に、染色体数が半減する減数分裂が行われる。この際に対合した染色体で相応する部位の交換がおこるが、異なる部位で交換がおこり分離してしまうことがある。その結果、本来、その染色体上には存在しない遺伝子がまぎれこんでしまう。SRY遺伝子などの精巣決定遺伝子が他の染色体に入り込み、遺伝的性別は女性であるのに精巣ができたりするのだ。

これとは反対に、遺伝的性別が男性であるのに精巣ではなく、卵巣ができる人がいる。いくつかの原因が考えられるが、典型的な例では、Y染色体上にSRY遺伝子があっても遺伝子の一部が変異して、本来持つ機能を正常に発揮できないと、未分化性腺を精巣に誘導することができず、結果としてデフォルトの卵巣になってしまう。

「遺伝子の性」「性腺の性」「みかけの性」

整理すると、私たちヒトには、「性染色体の性」、いわゆる「遺伝子の性」がある。これが第一の性だ。しかし、発生の初期段階では、身体的な構造にはまったく性差はない。ステージが進むにつれて、性染色体にある遺伝子の働きの違いによって、性腺が精巣になったり、卵巣になったりする。これが第二の性「性腺の性」である。「遺伝子の性」と「性腺の性」は一致することが多いが、まれにこれが食い違う。その結果として、性染色体と身体の性別が一致しない非典型的な状態が起こりうる。これが第一ステージである。

ややこしいことに、「性分化」は、性腺ができただけでは完了せず、次なるステージに進む。

もう一度図4－3をご覧いただきたい。ここで決定されるのが3番目の性「みかけの性」である。これを決定づけるのが2つの物質だ。男性胎児の精巣からは、抗ミュラー管ホルモン（AMH）と男性ホルモン（テストステロン）が分泌される。これらがそれぞれ子宮や卵管になるはずだったミュラー管を退縮させ、また男性のペニスなど外性器を形成させるようにはたらく。これら2つのホルモンの影響を受けない女性は、子宮や卵管などが形

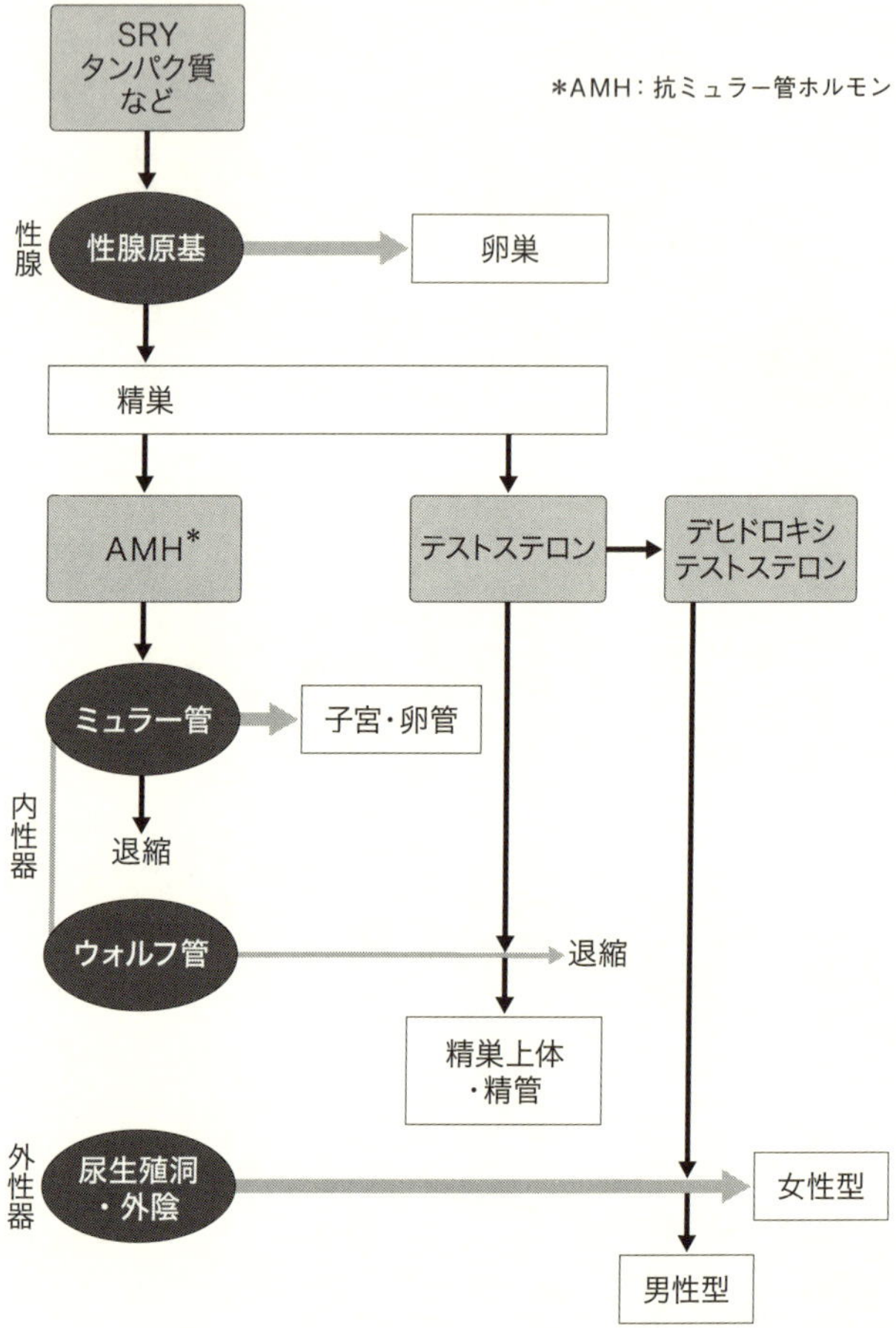

図4-3　性分化のカスケード（再掲）
胎児精巣から分泌されるAMHとテストステロンが「みかけの性」を男性型にする

●遺伝的性別	遺伝子（DNA）や染色体（46,XX、46,XYなど）による性別
●性腺の性別	性腺として、卵巣を持つか、精巣を持つか
●みかけの性別	外陰部、外性器、内性器が、女性型か男性型か
●こころの性別	みずからの性別をどのように認識するか（アイデンティティ）

表4-1　さまざまな性別

成され、女性特有の外性器ができるようになる。この第二ステージも、ホルモンがうまくはたらかないこともあり、性染色体がＸＹでありながら、女性型の性器になることがある。

このように「性別」といっても、「性染色体の性」（遺伝子の性）、「性腺の性」「みかけの性」の３種類があり、数多くの例外的な事例が存在するのである。

エルキュリーヌ・バルバン（＝アベル・バルバン）の時代は、染色体検査はもちろんできなかったので不明であるが、死後の剖検により性腺としては精巣が同定されている。

また、そもそも未分化性腺を形成するために必要ないくつかの遺伝子が最初からはたらかないと、卵巣、精巣どちらの性腺も形成されない場合もある。つまり、ＸＸかＸＹであるかという遺伝的性別は、必ずしも性腺の性別と一致しているわけではない。そして、もちろん性腺の性別も、表現型＝「みかけの性別」といつも一致しているわけではない。

自分のからだ

私の目の前にいる、その笑顔の素敵な美人のお嬢さんは、少しはにかみながら上目遣いに私と目を合わせた。「いくつかご相談したいことがあるのです。私、そろそろ結婚しようと思っているので」と口を開いた。

はじめてお会いしたのは約10年前、不安そうな表情を浮かべたお母さんに伴われておいでになった彼女は、とても快活な女子高校生だった。彼女は18歳になったが、まだ月経が来ないので、近くの産婦人科の先生を受診し、その検査の結果、数百km離れた遠方にある私どもの大学病院を紹介されて、はるばるお越しいただいたのだった。

ご本人には大きな不安があり、様々な悩みを抱えているようだった。このような場合、どうしても私たちがしなければならないことは、まずひとりにして（お母さんから離して）、本人の口から不安や悩み、相談したいことを語っていただくことである。誰でも両親にだけは知られたくないことが、たくさんある。そして、何よりも、これは自分のからだ、そして性についての相談なのだから。

彼女の見た目は完全に女性であり、実際、これまで女性として育てられてきたが、染色体検査の結果は性染色体がＸＹであった。さまざまな検査を行ったところ、彼女は男性ホルモンに対する反応性が通常と異なるアンドロゲン不応症（Androgen Insensitivity Syndrome：ＡＩＳ）という病気であることがわかった。実は、彼女は女性のからだつきをしているが、腹腔内に精巣に相当する性腺が存在していたのだ。そして、彼女の「遺伝的性別」は男性だが、思春期になるまで、ごく普通の女性だと誰一人疑わなかったのだ。

精巣はもちろん精子を作り出す臓器であるが、同時に男性ホルモンを分泌するというもうひとつの重要な役割がある。思春期以後に男の子の筋肉量が増加し、男性型体型となっていく第二次性徴の発現に男性ホルモンが不可欠であることはよく知られているが、実は、男性ホルモンは胎児のときから少量だが分泌されており、これが前述したようにペニスなど男性の外性器を形成するように働く。

彼女には「精巣」があり、男性ホルモンも分泌されていたが、男性ホルモンに正常に反応しない病気だったために、ペニスなどの男性外性器が形成されなかったのだ。

ホルモンが正常に働かないだけで、外性器ができないことに驚かれる方もあるかもしれない。しかし、ホルモンの力は絶大で、妊娠中の女性が外部から過剰な男性ホルモンに曝露されることにより（たとえば男性ホルモン作用のあるくすりを用いるなど）、胎児である女児の外陰部が男性化することが知られている。しかし、胎児精巣由来のわずかな男性ホルモン

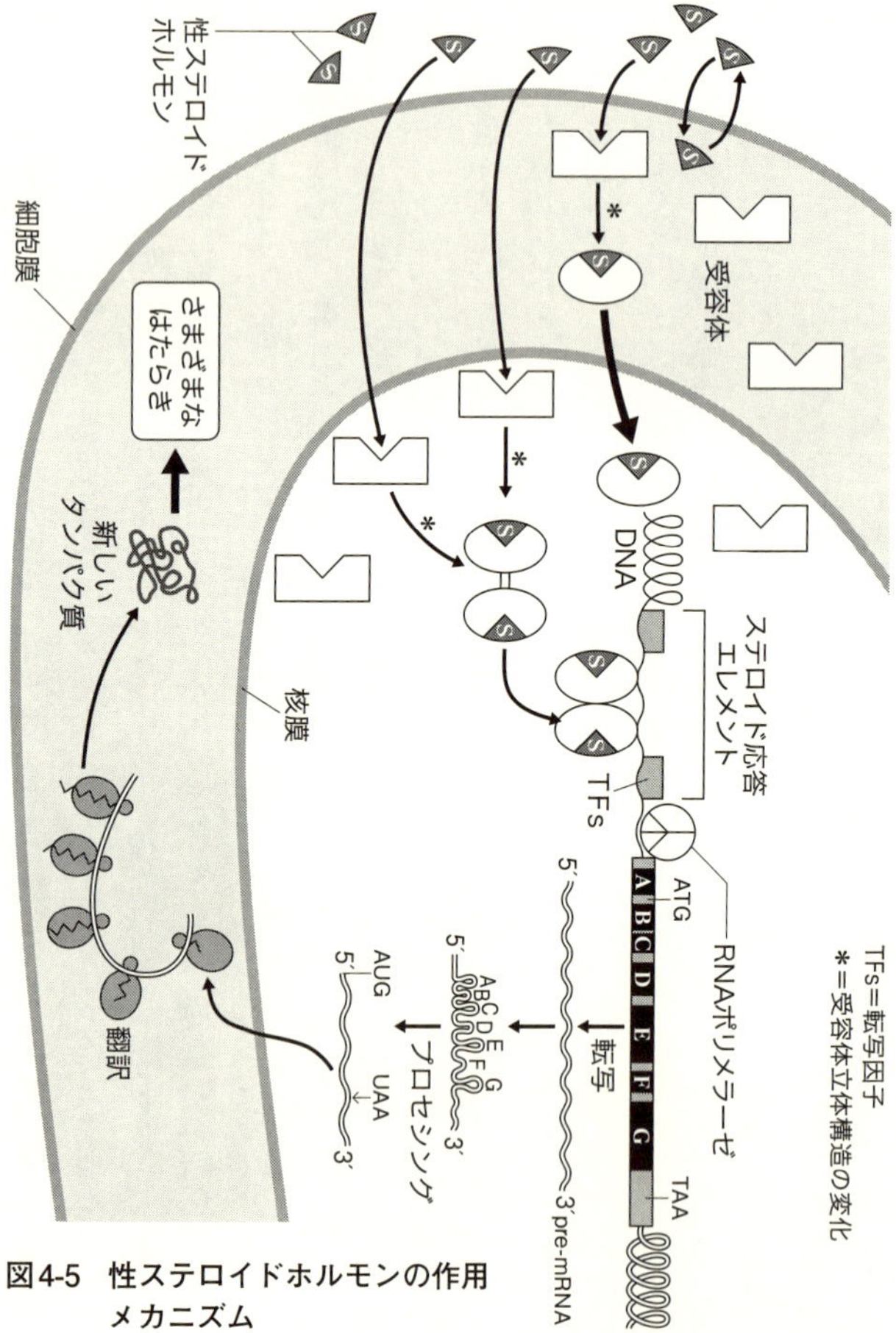

図4-5　性ステロイドホルモンの作用メカニズム

ホルモンは細胞内に入ると、受容体と結合し、さまざまな転写因子の助けを借りて、DNA上の情報を読み出させる。そして最終的にさまざまな働きを持つタンパク質を作らせるのだ。Heffner LJ & Schust DJ : The Reproductive System at a Glance, Blackwell 2006 p16の図をもとに作成

が、生理的作用として胎児の外陰部を男性化させていることを思えば驚くには値しないだろう。

性ホルモンの働きは、かなり複雑である（図4－5）。さまざまな細胞に性ホルモンが作用するが、それが機能するには性ホルモンの受容体（性ホルモンが結合して、それ以後の反応をすすめるための入り口の物質）が必須であり、男性ホルモンも例外ではない。細胞質内に入った男性ホルモンはその受容体と結合し複合体を形成する。これが細胞の核に移行し、さまざまな補助的な因子の助けを借りて、ＤＮＡから情報を読み出し、さらに、さまざまな新たなタンパク質合成のきっかけを作るのである。したがって、このシステムのどこか1ヵ所がうまく働かないと、結果として男性ホルモンがあっても、うまく機能しないという結果になるのだ。

アンドロゲン不応症では、多くの場合、この男性ホルモン受容体の遺伝子に何らかの問題のあることが知られている。これまでに数百種類の多種多様な遺伝子変異が報告されている。この病気は、遺伝的にＸＹである人の2万～5万人に1人の頻度とされているので、まれではあるが、きわめて珍しいというわけではない。ただし、男性ホルモン受容体の問題とひとくちにいっても、まったく男性ホルモン作用がなくなってしまう場合（完全型）ばかりでなく、部分的に作用のある場合や、ほとんど男性ホルモンの作用に問題のない場合もあることが知られている。すなわち「表現型」には、大きなバリエーションがあるということになる。

また、胎児期の精巣は、男性ホルモン以外に抗ミュラー管ホルモンという、もうひとつの重要な物質を産生する。この物質は、子宮や卵管など女性型内性器のもととなるミュラー管を、胎児期に萎縮させる作用がある。つまり、アンドロゲン不応症であっても、精巣から抗ミュラー管ホルモンも同時に分泌されるわけだから、女性型内性器（卵管、子宮、膣の上部）は発生せずに胎児期に萎縮することになる。

このお嬢さんは、外陰部と膣の形成手術、腹腔内の性腺（精巣）摘除術（このままおいておくと悪性腫瘍に変化する可能性が高いため）を受けた。そして素敵なパートナーとの結婚式を迎えたのだった。

自分のからだをよく知り理解し、自分のからだを好きになる。これは、すべての人に必要なことであるに違いない。けれども、非典型的な性別に生まれた方には、より詳しく自分のからだを知っていただきたい、そして、自分のからだを好きになってください、と私はいつもお話しする。元気なからだ、弱さを持つからだ、人とは異なる個性に満ちたからだ、それぞれのからだを大切にしようと。

過去において、アンドロゲン不応症は本人には告知すべきではないとすら、報告されたこともあった。そして、家族が本人に対する情報開示を希望しない場合があった。しかし、今日では、それは許されない。誰でもみずからの健康を維持し、豊かな人生を生きるために、ありのままにみずからのからだを把握する必要があるのだ。

米国の生命倫理学者アリス・ドレジャーは、その著書で「私たちは、遺伝学の時代、男女の姿について単純化しすぎた固定観念の時代に生きており、性別についても単純で遺伝的に数学のように答えをいつでも出せると多くの人々が考えていても不思議ではない」と述べている。彼女も述べているように、私たちには男女の性別についての「思い込み」がいろいろとあるのだろう。ここまでに述べてきたように、少なくとも、性別は多くの人が思い込んでいるほどはっきりと二分できるわけでないことは、間違いない。曖昧な外性器を持つ新生児について、「社会的性別」を生後1ヵ月までに確定すべきという一部にある考え方は、すでに時代遅れであるというべきであろう。

今日では、自分自身で十分な判断をできる年齢に達していない乳児について、もし機能的な問題がないとすれば、曖昧な外性器を乳児期に形成手術することは、極力避けるべきだろうと考えられるようになった。

外陰部などの「みかけの性別」が曖昧である場合、従来、さまざまな言葉が用いられてきた。しかし、最近ではインターセックス（Intersex＝中間の性）という言葉がしばしば用いられるようになり、医学的用語としては、性分化疾患（Disorders of Sex Development：DSD）という言葉が広く用いられる。言葉の言い換えですべてを解決することができないのは事実であるが、過去において差別的言辞として用いられ、社会的スティグマとなったような言葉はもはや用いるべきではないだろう。

ところで、11月8日は何の日かご存じだろうか。この日はインターネットで調べると、日本では「れんこんの日」とか、「刃物の日」とか、いろいろ書いてあるが、国際的には「インターセックスの日」とある。なぜなら、この日がエルキュリーヌ・バルバンの誕生日だからである。

*1　Herculine Barbin and Michel Foucault：Herculine Barbin：Being the recently discovered memoirs of a nineteenth-century French Hermaphrodite. Pantheon Books, 1980

第５章

ある性同一性障害者の告白

肉体への強烈な違和感

向こうから歩いてきた、その〝おっさん〟が虎井まさ衛さんであった。たいへん失礼ながら（きっと虎井さんは許してくれるだろうという私の思い込みのもとに断りもせずに書いてしまうが）、彼はまさに〝おっさん〟というイメージがぴったりの男性だ。彼は、その後、2001年に、テレビドラマの「3年B組金八先生」のシリーズで上戸彩さんが演じる性同一性障害当事者のモデルとなった作家である。だからもちろん、生まれたときは女性として生まれたのである。外国で性別変更のための手術を受け、みずから表に出て、性同一性障害者の存在を社会にアピールし、国家賠償訴訟を提訴するなど、2003年に「性同一性障害者の性別の取扱いの特例に関する法律」（以下「特例法」）が成立するに至る過程に大きく貢献した活動家のひとりである。

当時「TSとTGを支える人々の会」という組織が活発に活動していた。TSというのはTranssexualの略で、TGはTransgenderの略である。この2つを厳密に区分することは難しいが、大雑把な言い方をすれば、TSは後で述べるように、手術療法を含む治療を行い、性別変更をする人々である。一方、TGは、性別違和はあるものの治療を求めない異性装者（男装の女性、女装の男性）などということもできる。さて、この会は、当時、性同一性障害などの当事者と家族、支援者による有力な自助グループであった。多分、私が虎井さんにはじめてお会いしたのは、このグループの会合の時だったのではないかと思う。以下は彼の告白の引用である。[*1]

とにかく小さい頃から自分の肉体が嫌で嫌で、見るのも触るのも嫌で、暗い中で、できる限り皮膚に触れないように、着替えたり入浴したり排泄したりしていました。もちろんどうしてそんな風に感じるのか全く見当もつきません。あまりにも身体を憎む自分が、とてもバチあたりに思えました。顔も見たくなくて、鏡を覗かないように暮らし、投与のおかげで二十三歳でヒゲがコンスタントに生え始め、毎日鏡に嬉々として向かうようになるまで、自分がどんな顔をしているのかよくわかりませんでした

今手元にある虎井さんが不定期刊行していた「FTM日本」という〝ミニコミ誌〟(もはや死語だが、インターネットが普及する前は盛況だった)の用語解説を見ると、彼はこう書いている。[*2]

「性転換」という語自体、当事者とその周辺の人々にとっては、「ヤな感じ」

の呼称になっています。（中略）将来的にはこの言葉は、ある種のアカガエルやキクスズメガイなどの、人間よりもカンタンな心のしくみをもった生物の、自然発生的な性の転換のみを指すようになってほしいものです

それから15年以上たって、「性転換」という語についての、彼の望みはまだ完遂されていない。しかし、「性同一性障害者」を囲む状況は大きく変わった。問題の多かった「特例法」の一部要件（こどもがいると性別変更できない）は改定された（こどもが成人に達すれば性別変更できるという具合になっただけで、まだ修正すべき点は多いが）。また、さまざまな分野で活躍している「性同一性障害者」が知られるにつれて、明らかに表面的にはイメージが大きく改善したのではないだろうか。そして、性別変更した人々が積極的に発言することにより、後に続く人々がカムアウト（自分が性同一性障害であることを家族、友人、勤務先などに明かすこと）しやすくなった。

とはいえ、「性同一性障害者」を取り巻く環境は依然として過酷であり、事態はそれほど生やさしいものではない。問題の本質は、さまざまな「差別」「仲間はずれ」、もう少し概念的にいうならば、「疎外」ということに尽きると思われる。つまり、自分と異なる者、それが小さな違いであっても、「いじめ」の対象となる。社会的少数者を取り巻く環境は、

●遺伝的性別
遺伝子（DNA）や染色体（46,XX、46,XYなど）による性別
●性腺の性別
性腺として、卵巣を持つか、精巣を持つか
●みかけの性別
外陰部、外性器、内性器が、女性型か男性型か
●こころの性別
みずからの性別をどのように認識するか（アイデンティティ）

表4-1　さまざまな性別（再掲）

いつでもこれら「　　」内の言葉がキーワードとなるのだが、さまざまな個人の社会との接点あるいはインターフェースのひとつに、「性別」が重要要素として含まれていることは少なくとも間違いないだろう。

「性別」という自分さがし

「性別」には、「遺伝的性別」と「性腺の性別」、そして「みかけの性別」があることを、ここまで述べてきた。これらの「性別」は、すべてが一致していることもあれば、一致していないこともある。さらに、どちらか白黒はっきりつかない場合もしばしばあることもご理解いただけたであろう。

　ところが、「性別」はこれら3つだけではない。さらに付け加えるべきそれは、「こころの性別」である（表4－1）。

　身体的性別（ここでは「遺伝的性別」、「性腺の性別」、「みかけの性別」を含めてこう呼ぶ）が一致しており、さらに客観的に明らかに女性あるいは男性であると判断されても、自分のその「身体的性別」に対して、「こころの性別」が違和感を感じる人が少なからずいる。虎井さんがまさに典型である。明らかに身体的性別と、反対の性別としてのはっきりとした自意識を持つ方もあれば、そこまでではないが、性別について、やや曖昧な自意識を持つという方もある。私たちは、このような性別についての自意識をジェンダー（Gender）と呼び、性の自意識が身体的性別と不一致である状況を性別違和（Gender Dysphoria：ＧＤ）という。

性別違和は、以前は「性同一性障害（Gender Identity Disorder：ＧＩＤ）」と呼ばれ、戸籍上の性別変更を可能とするために、わが国ではいわゆる「特例法」（「性同一性障害者の性別の取扱いの特例に関する法律」）が、２００３年に制定された。しかし、「性同一性障害」という「精神科」で治療の対象となる「疾患」であることについては、当事者から批判があり、「障害者として認められたんだ」という評価がある一方で、「私たち精神病なの？」という疑問が持たれ、脱精神病理化運動が行われてきた。その結果、米国精神神経学会の最新分類であるＤＳＭ－Ｖや日本精神神経学会の用語においても、「性同一性障害」は廃止され、症状の表現というべき「性別違和」が用いられるようになっている。そして、その結果、性別違和は性同一性障害よりも幅広い例を含み得る用語となっており、診断にあたっては、ジェンダー・アイデンティティそのものだけに注目するのではなく、むしろ本人の持つ「性別に対する違和感」に焦点を合わせたのである。

「性別」は自らのアイデンティティにかかわる重要な要素で、これに違和感を持つことは当人にとって多大なストレスになる。たとえば身体的性別が女性である方は、しばしばこのように発言する。

「自分は男なのに、なぜ女の着ぐるみをきているのかと思う」とか、「物心つくころから、私の性別は男であると確信していたので、中学に入って、セーラー服を着せられたときには死にたくなりました」と。

このようにみずからのアイデンティティのひとつとしての「性別」に違和感を持つ人々の相当数存在することが、古くから各国で知られていた。

歴史的には、「性別違和」のある方に対する医療的介入として、当初はさまざまな心理療法などにより、「こころの性別」を「身体的性別」に近づけようとする試みがなされた。しかし、これらの試みはすべてことごとく失敗した。現在は、希望する性別に近づけるために、目的に合わせた性ホルモン剤を用いること、希望する性別にできるだけ近似した身体的性別にするために、外科的介入を行う（これを性別適合手術〈Sex Reassignment Surgery：SRS〉という）ことが、「性別違和」という「症状」に対する標準的な「治療」と考えられている。また、どのような治療をどのような順番で行うかは、ケースバイケースで対応すべきであり、日本精神神経学会のガイドラインも、次第に選択許容度の高いものに変更されてきた。つまり、具体的には、ホルモン療法と手術療法のフルコースを行うのではなく、「どうしても嫌な乳房を切除することだけ行い、ホルモン剤は使用しない」など、アラカルトメニューとなったのである。ただし、先ほど述べたように、「性別違和」は個人差が大きいため、「治療」の要否は本人の希望によるべきであるし、一律ではありえないことは言うまでもない。

やっぱり家族が欲しい

性同一性障害のために、2004年に性別適合手術を受けた兵庫県在住の男性は、「特例法」に基づいて、2008年、戸籍上の性別を女性から男性に変更した。その後、彼は結婚したが、妻が妊娠するためには、提供精子を用いる人工授精を必要とした。そして、治療の結果、幸い妻は妊娠し、2009年、夫婦は男の子を得た。ところが、近くの市役所へ彼ら夫婦の長男の出生届を提出する際に、大きな問題が生じた。

彼の戸籍上の性別は男性なのであるが、（戸籍事務を担当する役場の窓口職員など）見る人が見れば一見して性別変更を行ったことが判明する但し書きが、戸籍台帳にはつけられている。そこで、出生届を受けた市役所は、彼が「元女性」であることが戸籍上明らかである以上、夫と生まれた男の子に血縁関係がないことは明らかだという理由により、この男の子は、戸籍上は夫婦の子ではない「非嫡出子」としたのだ。非嫡出子の場合、子の戸籍にある父親欄は空白となる。

そこで夫婦は、戸籍記載の訂正を求めて、家庭裁判所に申し立てを行った。家庭裁判所は、2012年10月、「男性への性別の取扱いの変更を受けたものであって、男性としての生殖能力がないことが戸籍記載上から客観的に明らか」であるという理由で、夫婦の申し立てを却下した。東京高裁も夫婦の抗告を再び棄却したため、彼らは最高裁判所へ上告した。その結果、最高裁判所は、2013年12月10日、第三小法廷において、原決定を破棄し、夫婦の訴えを認めたのである。残念ながら5人の裁判官のうち2人は、この判断に反対意見であった。ともあれ、男の子の戸籍の父親欄に、彼の名前がはじめて記載されたのである。また、この決定を受けて、法務省は「特例法」により、性別変更の審判を受けた夫の妻が提供精子による人工授精により妊娠した場合、出生子を嫡出子として戸籍に記載するように全国に通達した。[*3]

この事例の原決定、すなわち「夫と生まれた子に血縁関係がないことが明らかであるという理由により嫡出子と認めない」という論理は、正直なところ、多くの産婦人科医師にとって、困惑すべきものであり、同時にきわめて大きな衝撃であった。

というのは、もし、この論理が正当であるとすれば、（性別変更とは無関係に）すべての提供精子による人工授精で生まれたこどもたちが、「もし提供精子による人工授精により母親が妊娠したことが明らかになれば」＝「父親と血縁関係がないことが明らかであれば」嫡出子と認めないということになってしまうからだ。民法改正や家族法制定などがまったく進まず、法的な基盤が明確にならないまま、50年以上行われてきた提供精子による人工授精の諸問題が、まるで瞬時に凝集凍結したかのような印象を受けた。そもそも何の争点もない平和に婚姻している夫婦の子について、法務省が、あえて非嫡出子として戸籍記載することを求めるという対応に、誰でも大きな違和感を持つのは当然ではなかろうか。

最高裁の判断は、きわめて常識的なものであり、判決文を読んで私は安堵した。現実に合法的に存在している家族のかたちを、行政や裁判所が破壊することは、断じて許せないのではないか。幸いにも、この判決文は「子の利益の観点から」として、「嫡出推定は父を確保するものであり、子の利益にかなうものである。嫡出推定が認められないことは、血縁上の父が判明しない限り、父を永遠に不明とすることである」と述べたのである。

この事例のように、女性から男性へ性別変更した場合、こどものいる家庭を築くためには、何らかの工夫が必要となる。たとえば、妻は、提供者から精子提供を受けて妊娠する必要がある、あるいは養子をとる必要がある。一方、男性から女性へ性別変更した場合、ホルモン剤投与や性別適合手術など不可逆的介入を行う前に、精子を凍結しておくことが、ガイドラインで推奨されている。

しかし、よく考えれば、この凍結された精子を用いるには、第三者の女性に代理母として妊娠していただく必要が生じる。結婚した相手の男性の精子を用いるにしても、同様である。いずれにしても、かなりハードルは高くなる。要するに、性別変更を終えた性同一性障害の方においては、どちらかと血縁関係のあるこどもを持つのは、夫婦以外の第三者の関与なしには困難であるといえる。

＊1　虎井まさ衛、大月純子、河口和也著：性なる聖なる生　緑風出版　2005年

＊2　FTM日本＃26　2000年10月20日発行

＊3　平成26年1月27日民一第77号民事局通達

第６章

革命前夜

大喝采

会場のスタンディング・オベーションは約1分半続いた。

ここはホノルルにあるハワイ・コンベンションセンターである。この盛大な拍手と喝采がおきている場所は、三大テノールのコンサートでもなければ、アカデミー賞の発表会場でもない。今日は、2014年10月20日、月曜日、毎年米国の各地を巡回して開催される米国生殖医学会（ASRM）の例会会場である。特に日本人に人気のあるハワイだから、今回は日本からの参加者がいつになく多いようだ。常夏のハワイであるはずだったが、ここ数日の天候は悲惨だった。それでも、折からハワイ諸島に襲来していたハリケーンがようやく通り過ぎ、今日の会場の外は、朝から眩《まぶ》しい晴れ間が広がっていた。また、昨日まで、濁流のようになっていた周辺の一部道路も、そろそろ強い日差しのために乾き始めていた。

学術発表の場である学会で、スタンディング・オベーションがおこることなど、私はそれまで一度も見たことがなかった。幸いなことにノーベル賞受賞者の講演も、国内外で何回か聞く機会があったが、このようなことはなかった。

しかし、この日のその感動は、会場に集まった千人以上の聴衆が、みなで共有したいと願ったところから、自然に沸き上がったに違いない。演台に立つ演者マッツ・ブランストレームは、頬を赤く上気させ、深々とお辞儀をした。顔をあげて、一瞬のことであった、以前からの友人であるマッツの微笑が、私の視線とわずかに交錯した気がした。

母と娘は同じ子宮を共用できるのか？

２００３年7月2日付の英国の新聞「タイムズ（Times）」は、第4面に「どのように母娘が同じ子宮を共用できるか」という見出しで、全面記事を掲載した。見出しだけみると何の記事のことかと一瞬戸惑うが、マドリッドで開催されたヨーロッパヒト生殖学会議（ＥＳＨＲＥ）で、スウェーデンのチームにより発表されたヒト子宮移植プロジェクトについて取り上げた記事である。子宮のない女性に、その母親から子宮を移植する、言い換えれば、自分が育ち生まれてきた子宮で、自分のこどもを産むことを可能にする画期的な研究だ。

子宮移植はどのような人に適用されるのか。もちろん、子宮がんなどさまざまな婦人科疾患で子宮を摘出せざるを得なかった女性も対象となるが、まず、先天的に膣と子宮の欠損する女性が、子宮移植手術の対象になると想定している。ロキタンスキー症候群（Mayer-Rokitansky-Küister-Hauser syndrome）と呼ばれ、約５０００人に１人程度に見られる比較的頻度の高い病態である。原因はまだはっきりしていないが、前にも述べた子宮などになっていくはずのミュラー管の胎児期における分化過程がうまくいかないことにより生ずると考えられている。

ロキタンスキー症候群では、性染色体はXXで、遺伝的性別は女性である。膣と子宮が欠損する以外、かたちもはたらきもまったく正常の女性であるため、通常思春期まで気づかれることは少ない。思春期以降に、月経が発来しないために産婦人科を受診し、はじめて明らかとなる場合が多い。また、卵巣については、まったく正常なので、毎月排卵もおこっている。ロキタンスキー症候群の女性には、これまでも、造膣術が行われ、その後、幸せな結婚生活を送られている女性はたくさんいるが、自分のこどもを持つ可能性が考慮されることはあまりなかった。

スウェーデンのイエーテボリ大学（写真）産婦人科マッツ・ブランストレーム教授は、2005年に私たちがスウェーデンの生殖医療の調査のために訪れたとき、ちょうどヒツジの子宮移植に取り組んでいる時期であった。私もその手術に立ち会ったが、ヒツジの子宮の大きさは、ほぼヒトと同じであり、彼がそれ以前に取り組んでいたラットを用いた実験よりも、ヒトの子宮移植を考えると、はるかに実際的であると思われた。

マッツは、世界中の性同一性障害当事者（正確には、そのうち身体的性別は男性でこころは女

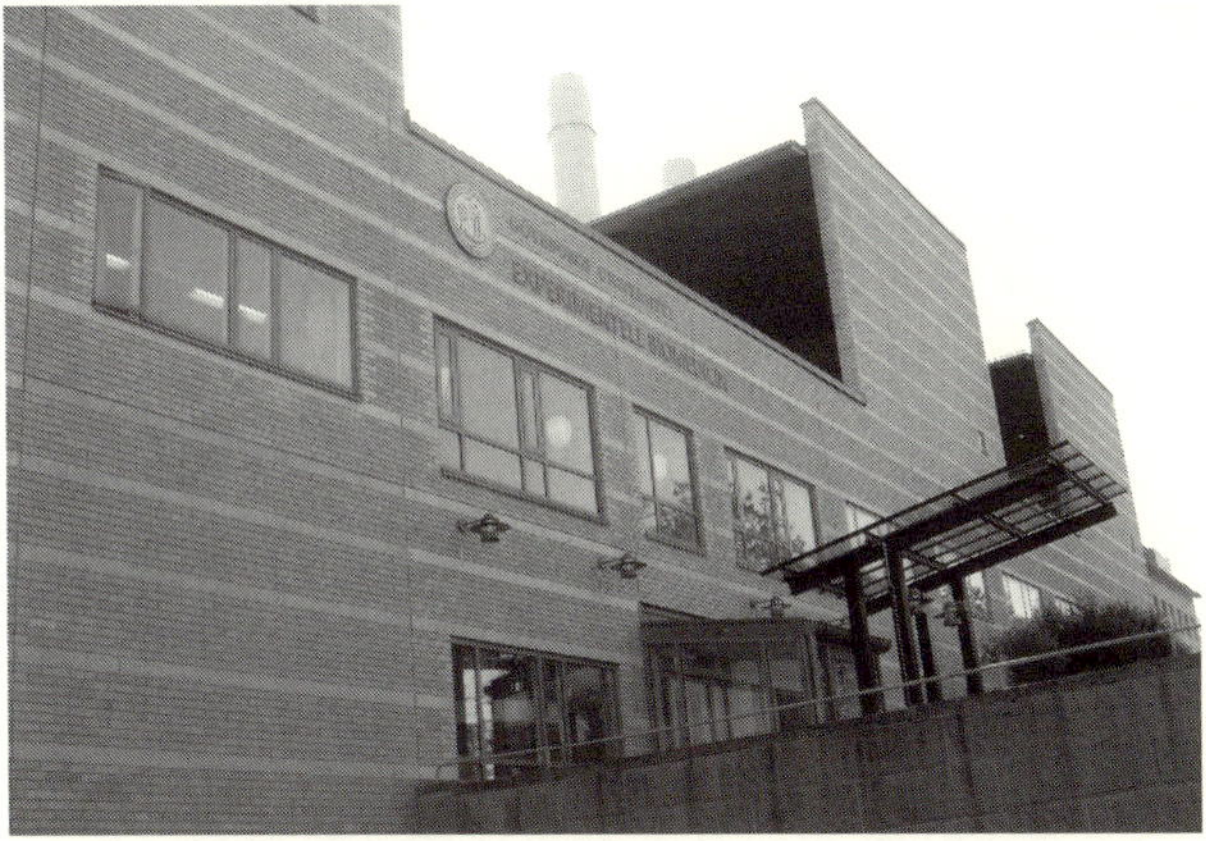

イエーテボリ大学研究棟
子宮移植の基礎研究の行われた手術室などがある（2005年9月撮影）

性である当事者）から受け取った手紙を見せてくれた。手紙を出した彼女らは、（身体は男性なので）自分たちをぜひ子宮移植の対象者に含めてほしいと言ってきたのだ。しかし、マッツは、現時点では、先天的に子宮のない女性を優先すべきであることを語った。

また、ヒトへの応用の準備のために必要なサルの子宮移植手術、さらには実際にヒトへ応用するための倫理委員会の承認と膨大な研究費の調達法などについて、私たちは話し込んだのだった。私たちは、その後も毎年イエーテボリを訪れ、プロジェクトの進行状況を確認していた。そして、各種の動物実験を繰り返した後に、患者への臨床研究開始を倫理委員会に申請し、慎重な審議の後にようやく許可を得て、子宮移植手術にはじめて成功したという記者発表が行われたのは、２０１２年9月18日のことであった。

イエーテボリ大学の子宮移植プロジェクトは、施行するための研究費用を確保し（篤志家からの研究に対する寄付によった）、倫理委員会からパイロット研究として、10例に施行する許可を得た。もちろん、子宮移植を受ける女性には、あらかじめ造膣術が行われており、さらに、後に胚移植するために、自身の卵子を用いて体外受精により受精胚が得られていることが前提である。子宮移植手術は予定されていた10例のうち9例に施行され、1年間、術後経過が観察された。移植される子宮の提供者の多くは母親であったが、親族でない知人が提供した例も1例あった。[*1]

1年間の経過観察後に、凍結してあった胚が融解され、順次子宮に移植され始めた。そして、２０１４年10月4日に発行された日本の新聞各紙にも、世界各国の新聞やテレビなどによる報道と同様に、スウェーデンで子宮移植を受けた女性が、世界ではじめて出産に至ったという記事が掲載されたのである。ハワイにおけるマッツの講演は、この報道からわずか2週間後の興奮冷めやらぬ時期に行われた医学会における報告であった。[*2]

子宮移植が内包する問題

子宮移植は、臓器移植医療に共通の２つの問題点を、同様に内包している。

第一に臓器提供者の確保である。実は、スウェーデンに先立ち、トルコでも子宮移植が行われたが、これは交通事故による脳死女性から摘出した子宮であった。この例でも妊娠にまで至ったが、残念ながら流産に終わり出産に至ってはいない。

脳死移植では、提供者が出現することを予想できないこと、また提供者の子宮について、事前のチェックができないことなどの問題がある。トルコの例では、提供者が未産婦で、結果的に提供子宮に軽度の形態異常があったことが流産につながったという。したがって、子宮の提供者は、できれば妊娠・分娩の実績のある女性、つまり妊娠・分娩の実績のある子宮が望ましいということになる。

第二に、妊娠中を含めて、移植後は免疫抑制剤の継続使用が前提となる。ただし、妊娠中の投与については、腎臓移植を受けた女性の妊娠などで経験が蓄積されていること、お産が終われば子宮は摘出できるわけだから、生涯くすりを飲み続ける必要はなく、腎臓移植などと比べて影響は比較的少ないともいえる。

むしろ大きな論点と考えられるのは、生命を救うための心臓移植や肝臓移植とは異なり、一時的な妊娠のための臓器移植に多大な費用がかかること、提供者および当事者にかなり大きな手術のリスクをかけることの是非であろう。

イエーテボリのプロジェクトでは、子宮移植手術を受けた9人の女性のうち、4人が結果としてこどもを持つことができた。これはとても素晴らしいことである。しかしなお、この結果については、今後の冷静な検証が必要であり、わが国における子宮移植を考えるときにも、慎重な検討が不可欠であることはいうまでもない。というのも、スウェーデンにおいては、第三者女性がカップルから依頼を受けて彼らの胚を子宮に移植して妊娠する代理懐胎が法的に禁止されている。そのために、子宮移植が代替選択肢として提案された経緯があるのだ。そして、実際に子宮移植によりこどもたちが生まれているという事実を見ながら、スウェーデンでは、最近になり、改めて代理懐胎を可能にする必要性があるかどうか、検討が開始されているのである。

なお、子宮移植の臨床試験は世界各国で、その施行が検討されている。たとえば、英国ではロンドンのインペリアルカレッジ・ハマースミス・キャンパスで、10例の子宮移植手術を施行する臨床試験について、2015年9月に倫理委員会の認可がおりた。米国やフランスでも、臨床試験が開始された。中国ではすでに移植手術が行われた。また、わが国でも、子宮移植研究会を中心に、その実現可能性が検討されている。

ここに述べた子宮移植に象徴されるように、少し前までは想定できなかった技術も、日々開発されつつある。そして「21世紀の生殖医療」は、これまで手付かずの未知の領域である「遺伝子レベルの生殖医療」に足を踏み入れようとしている。こうした動きは、従来の生殖医療の延長線上にあるものではなく、「第2次生殖革命」ともいえる野心的かつ革新的なものだ。しかし、ヒトの遺伝子改変を伴う生殖医療はこれまでタブー視されてきたものであり、倫理的にもさまざまな問題をはらむ。いわば、「禁断の領域」にまで踏み込みつつある第2次生殖革命の最前線を紹介し、いかなる問題を内包しているかを考えてみたい。

遺伝的親は3人

ヒト受精卵は、もちろん女性に由来する卵子と男性に由来する精子が受精してできる。2種類の配偶子が由来するこの2人（すなわち遺伝子は、2人に由来する）を、私たちは遺伝的な親と呼ぶ。ところが、この状況は、今後大きく変化する可能性がある。というのは、「ミトコンドリア置換」という新しい治療法によって、胚が3人目の「親」を持つ可能性が出てきたからである。

詳しい内容を説明する前に、ミトコンドリアについて説明しておこう。ヒトのからだを

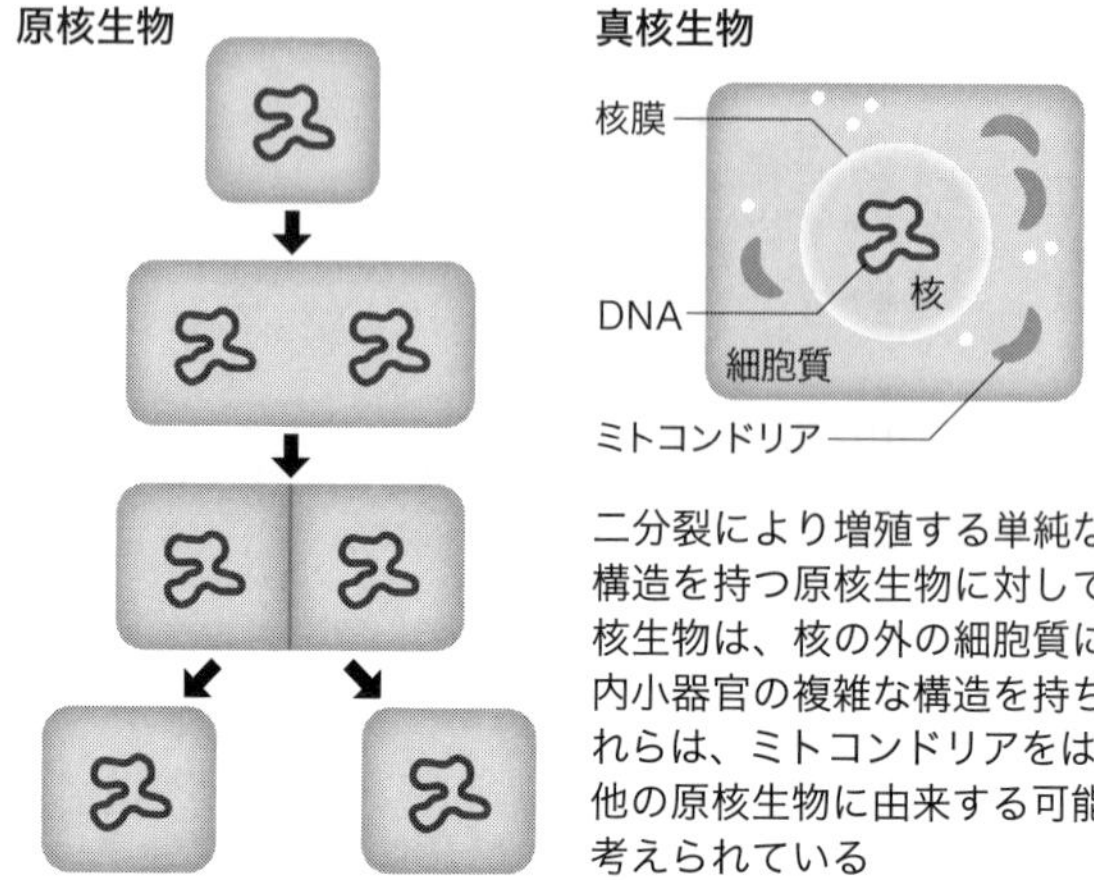

二分裂により増殖する単純な細胞構造を持つ原核生物に対して、真核生物は、核の外の細胞質に細胞内小器官の複雑な構造を持ち、これらは、ミトコンドリアをはじめ、他の原核生物に由来する可能性が考えられている

図6-1　真核生物と原核生物

構成する細胞は、一部の例外をのぞいて、核膜で囲まれる核とそれを取り巻く細胞質で構成される。このような生物を真核生物という（図6－1）。ちなみに、細菌などは核がないので原核生物と呼ばれ二分裂により増殖する。

核には、遺伝情報をコードする巨大なＤＮＡ分子が入っているが、一方、細胞質にはさまざまな小器官と呼ばれる構造がある。このうち、ミトコンドリアと呼ばれる小器官は、ほとんどすべての真核細胞にあり、細胞が活動するためのエネルギーを産生する発電所のようなはたらきをしている。

このミトコンドリアは、核にあるＤＮＡとは別の独自のＤＮＡを持っている。また、細胞内においても細菌のように二分裂で増えることから、大昔に真核細胞に取り込まれた細菌が、そのルーツであると考えられている。そして、からだを構成する細胞にあるミトコンドリアは、すべて母親由来である。なぜなら、受精時に精子由来（すなわち父親由来）のミトコンドリアは排除されるため、胚の構成にまったくかかわらないからである。したがって、ミトコンドリアに何らかの問題があるとすると、突然変異で生ずる場合以外は、基本的に母親の卵子経由で伝達されたことになる。

実は、このミトコンドリアの遺伝子変異などに起因する一連の疾患（ミトコンドリア病と呼ばれる）があり、その中には、根本的治療法がないだけでなく、出生後、短期間で不幸な転帰をたどることが必至であるこどもたちもいる。ミトコンドリアが「細胞の発電所」である以上、その障害が重篤な結果を招くことは、想像できるだろう。ミトコンドリア病のこどもたちに対する根本的治療は基本的に困難であるが、もし卵子の段階でミトコンドリアの置換、つまり健康な第三者卵子のミトコンドリアを代わりに導入することができれば、さまざまなミトコンドリア病の発症を防げる可能性があるのだ。

ミトコンドリア置換の研究を行ってきた英国のニューカッスル大学によれば、英国だけで約2500人の女性が、この方法の対象になり得るという。そして、この方法により生まれてくるこどもたちにとって、通常の両親に加えてもうひとり、いわば「ミトコンドリ

ア の母」がいることになる。

ミトコンドリア置換、英国議会の「選択」

英国議会下院は、2015年2月3日にヒト卵子のミトコンドリア置換の臨床試験を開始することの是非について投票を行い、賛成382票、反対128票の多数で可決となった。これは、約4年間にわたる独立委員会による徹底的な調査検討と激しい議論を受けた結果の投票である。この治療法の安全性と有効性の検討、倫理的な問題についての議論が重ねられ、ゴーサインを記した報告書が提出されたのだ。翌3月に上院の投票でも圧倒的多数で可決したミトコンドリア置換は、近いうちに臨床応用される可能性が高い。[*3]

ミトコンドリア置換は、実際には、体外受精の前あるいは後に、母親となる女性から得た卵子の核を、健康な第三者女性から提供された卵子に移植することで行われる。すなわち、細胞質はそっくり第三者のものとなる。その結果、核のDNAは妊娠する女性とパートナーの男性に由来し、一方、細胞質にあるミトコンドリアDNAは、3人目の人物である提供女性に由来することになる。

1990年代から、さまざまな遺伝子異常を持つためにおこる疾患のうち、限られたものについて、先進的な「遺伝子治療」が行われるようになった。具体的には、たとえば重症免疫不全などの疾患がある患者の細胞に対して、欠損するタンパク質をコードする遺伝子を導入するなどの試みである。この場合、対象となる細胞は体細胞であるから、治療はあくまでも、治療を受ける個人において完結し、こどもの世代には導入遺伝子が引き継がれることはない。

一方、ここに述べたミトコンドリアに対する治療は、核ＤＮＡの遺伝子改変を行っているわけではない。しかし、両親に由来しないミトコンドリア遺伝子を導入し、それは卵子を介してさらに次世代へ引き継がれる、つまり次世代以降にも同様の効力を持つ治療となる可能性がある。

次世代へ引き継がれる個人ゲノムを改変することについては、一般に倫理的な問題が存在すると考えられている。しかし、ミトコンドリア遺伝子は、個人ゲノムのように核の中にしまわれている情報ではない。しかもきわめてわずかな情報量しかなく、コードしている遺伝子は呼吸活動にかかわるものだけといわれている。

英国では、核にある情報とミトコンドリア内にある情報の違いについての議論が長らく戦わされた。その結果、臨床試験が行われることとなった。しかし、このミトコンドリア移植治療のリスクは、ヒトにおいてはまったく未知数である。このような臨床研究は、けっして安易に実行されるべきではなく、あくまでも慎重な準備と管理のもとに行われることは、当然といえる。

ヒト人工配偶子の可能性

性同一性障害で女性から男性への性別変更を済ませた方から、最近、私が何回も聞かれた質問がある。「私の細胞から作ったiPS細胞を使って、精子を作れないですか?」という問いかけだ。

京都大学の山中伸弥教授のお名前を、読者のみなさんの多くがご存じであろう。人工多能性幹細胞、すなわちiPS細胞（induced pluripotent stem cell）の作成法を確立したことにより、2012年にノーベル生理学医学賞を受賞された研究者である。

山中教授は、マウスの線維芽細胞に、後に「山中の四因子」と呼ばれることになる4つの遺伝子を導入することにより、さまざまな種類の細胞に分化する可能性を持つ多能性のある細胞、すなわち幹細胞（stem cell）を作ることに成功したのだ。*4 生殖細胞でない体細胞は、ほかの細胞に分化することはないというのが、それまでの常識であったが、これを覆したのである。言い換えれば、分化の進んだ細胞にちょっとした細工をすることで、分化する前の段階の細胞に、いわば先祖返りさせることが可能であることを示したのだ。

ここでは、まず幹細胞について、少し説明する必要があろう。幹細胞とは、複数の種類の細胞に分化する可能性があると同時に、その幹細胞自体を自己複製する能力を持つ細胞のことをいう。

当然ながら、卵子と精子という2つの細胞に、その後できてくるすべての臓器組織がそもそも由来するわけだが、これらは幹細胞ではない。なぜなら、卵子と精子は、受精するための目的に特化した分化細胞であり、それ自身が自己複製できないからだ。一方、たとえば、造血幹細胞といえば、これは白血球、赤血球、血小板など血液を構成する各種細胞に分化する潜在能力を持つ多能性のある細胞だから、幹細胞のひとつであるということができる。同じように、肝幹細胞は肝細胞と胆管上皮細胞などに分化する幹細胞であるし、脂肪組織や子宮内膜組織などその他多くの臓器や組織でもさまざまな組織幹細胞が研究されている。

ところが、これらの幹細胞は、いわば中途まで分化が進んだ幹細胞である。これに対して、iPS細胞は、細胞分化という川の流れにおいて、さらに上流にある細胞といえる。前述したようにiPS細胞は、体細胞から誘導することが可能な多能性を持つ細胞である。その細胞に多能性があることが証明されている以上、生殖系列細胞へ、そして精子や卵子などの配偶子への分化誘導が、理論的に可能なはずである。女性から男性へ性別変更をした方が、もし、自分の皮膚細胞から作成したiPS細胞を経由して精子を得られれば、父親として、自分の遺伝子を引き継ぐ子を持てるかもしれないと考えるのは当然だ。また、性同一性障害ばかりでなく、さまざまな性腺発生不全や性腺機能低下により、みずからの配偶子が得られない場合にも、精子や卵子を作り出すことができれば、対応することが可能だろう。

iPS細胞から作った「人工配偶子」でマウスが誕生

わが国はiPS細胞研究の最先進国のひとつで、人工配偶子に関する研究についても、英国と並んで先頭を走っているといえる。京都大学の斎藤通紀教授のグループは、マウスの生殖系列細胞の発生機構について、集中的に研究しているグループである。生殖系列細胞がどのように個体の発生段階で作られてくるかは、生体外（in vitro）で生殖系列細胞の発生を研究しないとわからないはずだが、斎藤教授は、まさしくこの分野で世界をリードする足跡を残してきた。

その鍵となる発見は、細胞が体細胞に分化しないようにする要となる遺伝子を見つけ出したことである。つまり、発生初期に個体内に、生殖細胞のもとになる始原生殖細胞が出現するメカニズムを明らかにしたのである。そして、その応用により、生体外で、マウスのES細胞やiPS細胞から、始原生殖細胞様の細胞を誘導することに成功したのだ。また、さらにその分化過程ではたらくさまざまな遺伝子など、生殖系列細胞の分化成熟における詳細な分子機構を明らかにした。

　こうして生体外（in vitro）で作られた始原生殖細胞様の細胞は、オスマウスの精巣に移植すると精子にまで分化させることができた。また、メスマウスの卵巣に移植すると卵子にまで分化する。斎藤教授は、こうして作った人工配偶子、すなわち〝人工精子〟あるいは〝人工卵子〟で、マウスの仔を得ることに成功したのだ。*5 つまりマウスレベルであれば、皮膚などから作成したｉＰＳ細胞から、生殖能力のある精子や卵子を作り出すことだってできるのである。

　しかし、人工配偶子（人工精子や人工卵子）のヒトにおける臨床応用の可能性については、斎藤教授もかなり慎重である。なぜなら、まずマウスとヒトには、大きな種差があり、マウスの研究における知見が、必ずしもヒトにおいて同様であるとは言い切れないことがある。また、ヒトにおける人工配偶子の作成には、安全性の検証などやるべきことがほかにも多々あることはいうまでもない。ただ実際には、技術的課題よりも、法的、倫理的課題がまずその前に、出てくることを述べねばならない。

　わが国は、学問の自由、研究の自由が基本的に憲法で保障されている国である。とはいえ、科学者が何でも好きなことを好きなだけして良いわけではない。実際、様々な法律や倫理的課題を考慮した政府・省庁ガイドラインにより、一定の制限が行われている。とりわけ、人工配偶子の必要性や人工配偶子から個体が生まれる可能性については、その研究の進展に賛成する人ばかりではなく、国も慎重だ。

文部科学省は2010年に、「ヒト・iPS細胞又はヒト組織幹細胞からの生殖細胞の作成を行う研究に関する指針」を出した。その指針は、「生殖細胞作成研究が、生殖細胞に起因した不妊症や先天性の疾患又は症候群の原因の解明等に資する可能性がある一方で、ヒトiPS細胞又はヒト組織幹細胞から作成された生殖細胞を使用して個体の生成がもたらされる可能性」があるので、生命倫理上の観点からガイドラインを定めるとしている。この指針は、iPS細胞から配偶子を作成する研究が、近年、急速に進展してきたことに対応して出されたものであり、この指針を出すことにより、研究者の行う人工配偶子研究の正当性を担保するとともに、研究の進展に一定の歯止めをかけたのである。

この指針は「作成された生殖細胞を取り扱う者は、当該生殖細胞を用いてヒト胚を作成してはならない」としている。つまり、作成された人工配偶子の「受精する」あるいは「授精する」という「はたらき」の検証を認めていないのである。「かたち」と「はたらき」の検証は科学的アプローチの両輪であり、この方針は、そろそろ再考する必要があるのではないか。今のところ人工配偶子に由来する個体の発生を認めない（つまり、作成された胚の子宮内移植を認めない）にしても、ヒト人工配偶子の「はたらき」の検証については、必要であろう。したがって、研究の進展に対応したガイドラインの一部改定が必要となる日が近いとも考えられる。それでもなお、ヒト人工配偶子の臨床応用までの道程はまだまだ長いと思われる。

本当にあるのか卵子幹細胞

幹細胞から卵子への分化成熟に関連して、もうひとつ重大な報告がある。前に述べたように、胎児期に始原生殖細胞は、卵細胞へと分化して、卵巣で卵胞を形成するが、出生後は新たに卵細胞への分化や原始卵胞の新生はおこらないというのが、これまでの定説であった（たぶんすべての教科書に、そのように書いてある）。ところが、マウスの卵巣には、胎児期はいうまでもなく出生後になっても、分裂能を持つ生殖系列の幹細胞（生殖幹細胞）が存在することが示されたのだ。[*6] そして、これら生殖幹細胞は、骨の中心にある骨髄が供給源となっている、すなわち骨髄には造血幹細胞が存在することが知られているが、それだけでなく生殖幹細胞になりうる細胞も含まれる可能性が指摘されたのである。

その後、成人女性の卵巣にも、同様に卵子幹細胞が存在する可能性が示された。[*7] もしこれが事実であれば、精子と同様に出生後も卵子は幹細胞から作られ続けているという話になる。ただし、このシナリオは、今のところ、広く受け入れられたわけではない。

卵子幹細胞が、成人になっても卵巣に存在する可能性が広く注目を浴びた理由は、加齢に伴って、妊娠が困難となる女性が数多く存在するからである。中には、平均よりも若い年齢で閉経に至る、すなわち若くして卵巣機能が失われる女性もいる。つまり、卵子を中に含む卵胞数が、加齢に伴って急速に減少することが知られている。しかし、もし、後から卵子幹細胞により卵巣に卵胞が補充される可能性があるのならば、普通よりも早く卵巣機能が失われる女性におけるメカニズムの解明、さらには、このような女性に対するより適切な治療が可能となるかもしれないのだ。もしかするとｉＰＳ細胞を使わずとも、卵子が得られる可能性がある。

禁断の「ゲノム編集」

専門的な科学雑誌に掲載される各種の論文が各国のメディアに広く取り上げられることは、一般的にはとても稀といえる。何しろ雑誌の数はいくつあるのか分からないほど多数あり、いかに有能なジャーナリストであっても、すべての分野に目を通すことなどは不可能だからだ。

しかし、中国の研究者たちにより、オンラインジャーナルに掲載されたある論文[*8]については、稀な例外となった。しかも彼らが投稿したのは、紙の発行媒体を持たない地味なオンラインジャーナルだったにもかかわらず、「ネイチャー」や「サイエンス」などのトップジャーナルに掲載された論文のように、各国のメディアが大々的に取り上げたのである。

論文のテーマは、世界初となる「ヒト胚のゲノム編集」。この論文は、体外受精の際に卵子に精子が2つ入ってしまった胚（三前核胚といい胚移植できないので通常廃棄される）を用い、目的とするゲノムをクリスパーキャス9（CRISPR/Cas9）という方法を用いて、一部改変に成功したというものである。同じころ、「ネイチャー」（2015年4月22日付の記事）が、ゲノム編集を取り上げたこともあり、この地味なオンラインジャーナルの論文が脚光を浴びることになった。彼らは合計86個のヒト胚を用いて研究したが、成功率は低く（最終的に成功したのは4個）、臨床応用には改良が必要であるというのが、その結論であった。

ゲノム編集という方法は、従来から行われてきたいわゆる「遺伝子組換え」とはどんな違いがあるのか？　詳しい説明は省略するが、従来の遺伝子組換えでは、さまざまなウイルスなどを用いて、変異をおこした遺伝子に代わる正常遺伝子を、ランダムに挿入することで、遺伝子の組換えを行っていた。このやり方はある意味運任せであり、挿入する遺伝子がどこに入るかは確証もない。一方、ゲノム編集では、狙いすまして問題のある遺伝子の部分だけを、修復することができるのだ。

1細胞の時期に胚の遺伝子改変ができれば、さまざまな遺伝性疾患や遺伝子の変異による疾患であるがんなどを根本的に治療できる可能性がある。一方、編集の対象は病気の遺伝子に限らないから、思いのままに、自由自在なデザイナーベビーが作られるのではないかという倫理的な懸念が、各方面から指摘された。もっとも、ヒトについての応用という話になると、現段階では、まだまだ実用にはほど遠く、相当な時間を要すると考えられる。

しかし、農産や畜産分野などでは、ゲノム編集の技術は実用段階に入っており、狙った遺伝子を改変することで効率的な品種改良を進める取り組みが進んでいる。すでに、腐りにくいトマトや、毒のないフグなどが研究されているのだ。これら農産や畜産分野などでは、時間をかけて品種改良がこれまでもされてきたわけだが、品種改良というのは、偶然の遺伝子改変（突然変異という）を待って、さらにヒトの手で選択をするに過ぎず、ゲノム編集と本質的にはまったく同一のことをしてきたに過ぎないと見ることもできる。

現時点では、ゲノム編集の生殖医療への応用はサイエンスフィクションの事象だが、この分野の技術革新は凄まじいペースで進んでおり、そう遠くない将来にその是非が問われることになるであろう。

　ヒトの将来を左右しかねないこの画期的技術を、私たちはどのような視点を持って評価するべきなのであろうか。留意しなければならないのは、私たちは、いまだに、ヒトの遺伝子がどのように働いているのか全容をつかんでいるわけではないという点だ。約二万数千といわれるヒト遺伝子が、他の遺伝子と協調してどのように働き、からだを作り上げて機能させているのか。それを正確に理解することが先決である。順番として、「ゲノム編集」の意義は、その後になって、はじめてクローズアップされるべきではないだろうか。

*1　Brännström M *et al.*：First clinical uterus transplantation trial：a six-month report. Fertil Steril 101：1228-36, 2014

*2　Brännström M *et al.*：Livebirth after uterus transplantation. Lancet 385：607-16, 2015

*3　http://www.bbc.com/news/health-31069173

*4　Takahashi K, Yamanaka S：Induction of pluripotent stem cells from mouse embryonic and adult fibroblast cultures by defined factors. Cell 126：663-76, 2006

*5　Hayashi K, Saitou M：Generation of eggs from mouse embryonic stem cells and induced pluripotent stem cells. Nat Protoc 8：1513-24, 2013

*6　Johnson J *et al.*：Nature 428：145-50, 2004

*7　White YA *et al.*：Nat Med 18：413-21, 2012

*8　Liang P *et al.*：Protein & Cell 6(5)：363-72, 2015

第７章

遺伝子のポリティクス

はじめから母親は存在しない

ヘルシンボリは、スウェーデンの南部にある人口10万人程度の街である。わずか数kmの海峡を挟んでデンマークを望み、対岸の街ヘルシンゴーへは、フェリーが頻繁に運航されている。紅葉の街を抜け、住宅街に入る。教えられた住所と地図を頼りに、容易に彼の家を見つけ出すことができた。

ドアを開けると、歩行器に乗った元気な女の子が玄関まで飛び出してきた。部屋の奥では、別の泣き声がする。どうやら、お父さんを呼んでいるようである。彼は、この生後6ヵ月の双子の女の子たち、クリスティンとアニーと3人で暮らしている。そして、彼は、ある玩具会社に勤務する現在産休育休中の独身男性で（男性にも産休育休が義務づけられている）、もちろん給与は全額支給である。

スウェーデンでは、女性は独身であっても養子をとれるが、英米などとは異なり、独身男性が養子をとることを法律が許していない（法改正を求める運動が行われている）。

彼には6人の兄弟姉妹がいて、家族の大勢いる家に育った。自分もこどものいる家庭を持ちたいので、ある女性と共同親権のあるこどもを得ようとしたが、体外受精による治療がうまくいかず、こどもをあきらめた経緯があるという。その前後に、友人から、スウェーデンでは代理懐胎が禁止されているため、インドに渡航してこどもを持った話を聞いた。そこで、彼も、インドに行き、提供卵子と彼の精子により胚を作成し、代理懐胎により、この双子の女の子たちが生まれたのだ。

彼は、再渡航して、こどもたちを引き取り、ヘルシンボリに戻って育てている。市は、児童手当を１人について毎月２０００クローネ（約３万円）支給している。インドのデリー市役所（Government of National Capital Territory of Delhi）が発行したふたりの出生証明書を見ると、父親欄には彼の名前が、そして母親欄には、SURROGATE（代理母）と記載されていた。

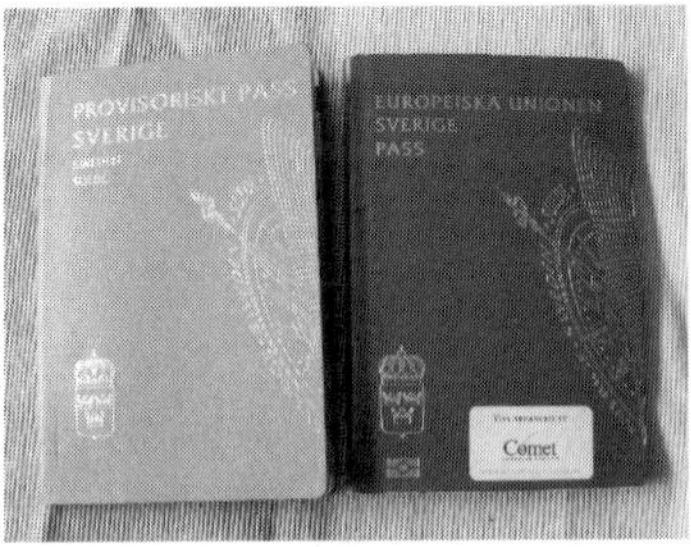

スウェーデン政府発行のパスポート
右は通常のスウェーデン政府発行のパスポート。左は、代理母から生まれたこどもたちに発行された臨時の暫定パスポート

彼は、こどもたちの出生後約４週間でヘルシンボリに戻ったが、そのためには、もちろんこどもたち本人のパスポートを発行してもらわなければならない。まず、自分とこどもたちの関係を証明するためＤＮＡ鑑定を行い（２日で米国のニューメキシコにある検査会社から結果が届いたという）、臨時パスポート（写真左、通常のパスポートと異なり、ピンク色の表紙である）がスウェーデン大使館で発行されるまでに、わずか

1週間かかっただけという。そして、帰国後に子の監護者としての地位を得るための手続きを行ったのである。

代理懐胎を依頼した代理母との間には、必ずエージェントが入る。彼は、代理母にお礼をいいプレゼントを渡したいと考えたが、それは実現できなかった。もちろん、そのコミュニケーションをとるためには、大きな言葉の障壁があったことは間違いないが、それ以前に代理母契約により、直接面会することは禁止されていると知らされたのである。

代理懐胎はなぜ敬遠されるのか？

代理懐胎を法的に禁止しながら、代理懐胎により生まれたこどもを法律的、社会的に認容しているスウェーデンに比べて、日本は「代理懐胎」に対しては一貫して消極的な対応をとってきた。

2003年4月の厚生科学審議会生殖補助医療部会は、「代理懐胎（代理母・借り腹）は禁止する」という報告を発表した。これに呼応する形で、日本産科婦人科学会は2003年4月の「代理懐胎に関する見解」で、第三者女性に胚移植することによる妊娠・分娩を明確に禁止する方針を発表している。現在にいたるまで、この方針は基本的に変わっていない。

実は、日本だけではなく、代理懐胎に対して消極的だったり、代理懐胎そのものを法律的に禁止する国は、世界的にも多い。生殖医療には、体外受精、顕微授精、第三者から提供された精子を用いる人工授精や提供卵子を用いた体外受精などがある。その多くが社会的なコンセンサスを得つつあるが、代理懐胎はこれらとは一線を画し、抵抗感を覚える人が多いように思う。代理懐胎がかくも敬遠されるのはなぜなのか。

生殖医療とは突き詰めて考えると、自然のままでは妊娠・分娩が正常に行えないカップル（あるいは家庭）に、外部から何らかの補助を行う方法である。第三者の卵子や精子を使うことがあっても、最終的には母親が自らの子宮で出産する点は変わらない。一方、第三者の女性に依頼して、夫婦のこどもを産んでもらう「代理懐胎」は、外部からの補助を得るという意味では他の生殖医療と同様だが、第三者の子宮を借りて出産する点が構造的に他の生殖医療と異なる。

たとえ第三者の提供精子や卵子を用いても、受精胚を戻すのが女性当事者の子宮であれば、妊娠・分娩という根幹となる営み・過程そのものが、当事者カップルの内側で完結している。ところが代理懐胎では、妊娠・分娩という生殖の根幹が当事者の外側にアウトソーシングされている。より直截的な言い方をすれば丸投げされているのだ。

医学的な観点からいえば、そもそも妊娠・分娩自体がさまざまな医学的リスクを伴う危険な行為である。こうしたリスクを、代理懐胎では、多くの場合、金銭的な対価と引き替えに実際に妊娠する女性（代理母）に負担させている。代理懐胎に批判的な社会は、たとえ当事者の完全な合意のもとに代理母が出産するとしても、道徳的に許されるべきではないと考えるのだろう。

それぞれの事情

代理懐胎は、他人の子宮を借りてでも子を持ちたいと思う人と、自らの子宮を貸し出す女性がいてはじめて成立する。身体的・精神的負担も多大な妊娠・分娩をボランティアとして積極的に申し出る女性は少ないはずだ。両者を介在するのは、多くは金銭的な見返りだ。代理懐胎の費用として、例えば米国で最低でも数百万円の謝礼が代理母に支払われる。仲介業者への報酬、医療費、渡航費用を含めると最低でも１０００万円以上の費用がかかるといわれる。これだけの大金を負担できる人と、自らのリスクを承知の上で、子宮を貸し出す女性がいて、「代理懐胎」がはじめて成立する。

「より安く」代理懐胎を引き受ける女性の〝供給源〟となってきたのがインドをはじめとするアジア諸国である。ケープタウン大学の人類学者パンデは、自らの出自とする国であるインドにおける「商業的代理懐胎産業（Commercial Surrogacy Industry）」についてフィールドワークを行い、詳細なモノグラフを書いている。[*1] 2013年の時点で、インドの大都市のほとんどに、代理懐胎を提供するクリニックがある。

ひとくちに代理母と呼ばれるが、実はインド人女性たちが代理母を引き受ける背景はさまざまであるという。貧困のため、自らの子女の教育費用のため、夫から経済的独立をするためなど、資金を必要とする理由は多彩である。しかし、さまざまな巨大な経済的格差が存在するインド社会において、商業的代理懐胎は、資産としての身体を用いるインド人女性の労働、新しい形の労働市場として考えることができるとパンデは述べる。

商業的代理懐胎が本質的に反道徳的で望ましくないという見地から見れば、法的にこれを禁止すべきということになる。しかし、単純な禁止は地下ビジネスへの移行を促すか、別の国に移動するだけで、さらには代理母を引き受ける女性をスティグマ化（ネガティブな評価を固定化）することになる。必要なことは、公開性と透明性を確保した「フェアトレード」として、商業的代理懐胎をきちんと再評価することだとパンデは述べるのだ。

「代理懐胎」を農産物や工業製品の取引のように扱うことに心理的な抵抗はあるだろうが、少なくとも公開性と透明性が重要であることは、商業的であろうが非商業的であろうが、間違いないであろう。なぜなら、代理懐胎を認めているほとんどの国において、依頼者はこどもとの関係性を明確にするために、（血縁関係があるにもかかわらず）出生後に養子縁組などの手続きを必要とするからだ。そのためには、代理母が分娩したことを証明する出生証明書をはじめ、さまざまな公的な書類を要するし、もちろん、こどもたちは、成長する過程で、自分の出生の事情について真実を知ることになるのだ。

ちなみに、インドの「商業的代理懐胎産業」は、2012年の国連による調査では、推定年間約4億米ドル（約428億円）の規模に達している。インドにおける代理母出産を調査した金沢大学大学院の日比野由利さんは、「性行為を介さず生殖機能のみを提供し金銭を得る行為は、家父長制規範と正面衝突することなく、（中略）貧しい女性や家族の倫理観や良心の枠内に収まる行為として位置付けられようとしている」[*2]と、インドにおける「商業的代理懐胎産業」を分析している。

日本からの渡航治療

わが国には、生殖医療の行為規制（これはしてよい、これはしていけないなどを規定）をする法律はない。それでは、代理懐胎を必要とする日本人の夫婦はどうしているのか。

もっとも有名な事例は、2002年の向井亜紀さん夫妻の例である。手術により子宮を摘出していた向井さんは、米国ネバダ州の女性と代理母の契約を結び、自分の卵子と夫の精子で作成された受精胚を、代理母に移植して双子の男の子を得た。契約に基づき、ネバダ州法廷により法的父母として夫妻の名の記載された出生証明書が発行されたが、日本の当局は出産の事実を証明できないことを理由に彼らの出生届を拒絶したのである。わが国では、本人と遺伝的関連のある子でも、出産の事実がなければ、母子関係は認められない、これは遺伝的関連があれば認められる父子関係とは、まったく異なる取り扱いである。最終的には、向井さんは特別養子として、彼女の遺伝的な実子と親子関係を構築したのである。

向井さんの事例は、当初から代理母契約による出産であることが、本人のメディアにおける発言により公知であった。しかし、お茶の水女子大学の仙波由加里さんらの調査によれば、実態としては、海外で代理懐胎により子を得た夫婦が、帰国後に特別の登録上の障害なく、実子として出生届が受理されている例も多数あるという。[*3] この場合、代理懐胎の事実は、いっさい明らかにはされず、むしろ表面的にはなかったこととされてしまう。すなわち、家族についての「非公開性」が「公開性」を駆逐してしまう、その理由を一言で言うならば、わが国では公開することが、何らかの理由により「不利だから」、「不都合だから」なのである。

生殖医療によって生まれた「代理懐胎」は、自らの子宮を使って妊娠・出産できない女性に希望の光を与える一方で、既成の法律や社会規範の枠にとどまらない存在であるため、様々な社会的な問題を引き起こしている。

2008年、ある日本人夫妻が、2人のこどもを持つインド人女性と、代理懐胎契約を結んだ。2008年。第三者提供卵子と夫の精子により得られた受精胚を移植すると、代理母の女性は、妊娠した。ところが、この夫妻は子の生まれる1ヵ月前に離婚してしまった。

インドの法律では、こどもは原則としてこどもの母親の市民権によりパスポートが発行されるが、この事例の場合、卵子の母、産みの母、依頼した母のいずれも、こどもに対して責任を持つことを希望しないことになる。一方、夫は生物学的な父親ではあるが、代理母と結婚しているわけではないし、インドの法律では、妻のいない男は女児を養子とすることを禁じているため、この例では、こどもを養子とすることも許されなかった。すなわち、生まれたこどもは、法的には親のいない国籍も市民権もない孤児となったのである。

2009年7月25日に生まれたこの女の子は、代理懐胎による孤児として、インド国内だけでなく、世界中のメディアに広く報道されたのであった。

在インド日本大使館は、産みの母が日本人でないことから、この女の子にパスポートを発行することを拒否した。最終的には、インド最高裁は、約1ヵ月後、この女の子の74歳の父方の日本人祖母に対して、その監護権を与え、最終的に祖母の養子となることにより出国可能となったのだった。類似した事例は、インドで代理懐胎により双子の男児を得たドイツ人夫妻が、息子たちに対するパスポート交付が得られず、2年間無国籍で法的な両親が不在となった事例がある。この例では、最終的にはインドが限定的市民権を与え、出国可能となり国際養子手続きをとったという。[*4]

揺れ動く生命倫理

前述したように、生殖医療の指針を決める厚生科学審議会生殖補助医療部会は、代理懐胎（代理母・借り腹）を禁止しており、日本産科婦人科学会も第三者女性に胚移植することによる妊娠・分娩を明確に禁止している。

しかしながら、先天的に子宮と膣を持たないロキタンスキー症候群の患者や手術で子宮を摘出した女性は、代理懐胎（もしくは子宮移植）によってしか血縁関係のある子を持つことができない。日本国内で代理懐胎を禁止しても、向井亜紀さんのように、代理懐胎のために海外渡航するカップルは後を絶たない。一方で、日本の行政や法制度は、代理懐胎を想定していないため、生まれた子を戸籍上の実子にできないばかりでなく、海外の代理懐胎仲介業者や医療機関とのトラブルも発生している。

こうしたなか、「代理懐胎」を求めるニーズが厳然と存在する以上、杓子定規に禁止するのではなく、やむを得ない場合には例外的にこれを認めてもよいのではないかという意見も出てきた。こうした動きを受けて、２００６年11月、日本学術会議は、法務大臣と厚生労働大臣の依頼を受けて、生殖補助医療の在り方検討委員会における代理懐胎に関する検討を開始した。

そして、２００８年４月、「代理懐胎を中心とする生殖補助医療の課題」を報告した。そこでは、「代理懐胎については、法律（例えば、生殖補助医療法〈仮称〉）による規制が必要であり、それに基づき原則禁止とすることが望ましい」としつつも、「厳重な管理の下での代理懐胎の試行的実施（臨床試験）は考慮されてよい」と述べた。

妊娠・分娩という生殖行為の中核部分を外部にアウトソーシングすることには依然として反発も強いものの、専門家の間でも代理懐胎の実践についての評価や考え方に、大きな差と揺らぎのあることが認められる。

なぜ揺らぐのか？　これは、「生殖＝家族を持つこと」について、個々人の持つ基本的認識に、大きなバリエーションが存在し、時代の変遷とともに変化するために他ならない。前述したように、代理懐胎により「こどもを持つこと」は、他の生殖医療とは似て非なる構造を持つ。代理懐胎の本質が代理母への「委託」である以上、無償のボランティアではなく、双方の義務（債務）を定めた「有償委託契約」とならざるを得ない。その「債務」は、結果的に契約者のいずれかに、貧困化あるいは疲弊化をもたらす可能性がある。多くの国で代理懐胎に消極的なのは、他の生殖医療にはないリスクを内包しているからに他ならない。

一方で、子宮がなく、代理懐胎でしか子を持てない女性たちがおり、この人たちの願いを聞き入れるとすれば、現時点では、こうしたリスクを内包した「代理懐胎」を認めざるを得ない。「家族を持ちたい」というある意味人間的な願いを聞き入れるか、それとも妊娠・分娩という生殖行為の核心部分のアウトソーシングは許されないとするのか、まさに各人の生命倫理に対する考え方が問われる。そこには正解はなく、必然的に揺らぎが生じる。

おそらく、本来「代理懐胎」をより合理的で安全に、そしてそれに伴う収奪や負債を最小限度に実践するために必要なことは、「厳重な管理」をすることだけではない。多分、その特定の「代理懐胎」案件に直接関与する人々の持つ「生殖」への基本的認識を、（まったく共有することは難しくとも）できる限り近接させ類似させることなのだろう。

「代理懐胎」には、生殖医療が関係することは事実であるが、医師や研究者だけで結論を出せる問題ではなく、社会的な議論が不可欠だ。まず、議論の基本的土台としては、「家族を持つこと」と「家族の公開性」に対する価値観を設定することが必要であろう。何よりも「家族を持つこと」に対する社会的認識に大きなバリエーションが存在することに注目し、「家族」について、とてつもなく大きく異なる認識を持つ人々の存在することを素直に許容することが重要だ。

生命倫理を揺るがす生殖医療

第6章で説明したとおり、21世紀の生殖医療は遺伝子領域にまさに踏み込もうとしている。本書を締めくくるにあたり、遺伝子にまつわる生殖医療と生命倫理の問題について考えてみたい。

「遺伝子」という単語は、いまや日常会話にも使われる一般用語となっている。ただし、科学的文書や文脈以外にこの単語が用いられるとき、そのそれぞれのニュアンスは、使用者により相当な範囲で修飾および改変される場合が少なくない(気がする)。ここでは科学的な文脈に集中することにしたい、しかし、それは必ずしも容易ではない、むしろ限りなく困難であることを白状する。

2015年10月1日は、いわゆるヒトゲノム計画(Human Genome Project)が開始されてから25周年を記念する日であった。ヒトゲノム計画というのは、1990年からNIH(アメリカ国立衛生研究所)などが主導して開始された国際プロジェクト(米国、英国、日本、フランス、ドイツ、中国)で、ヒトの遺伝子配列のすべてを決定することを目的としたものである。

このプロジェクトは、当初の予定では15年で完了する予定であったが、バイオベンチャー企業セレラ社が商業目的でゲノム解読を進めることを突然発表したため、予定を前倒しして解読作業を進めることになった。その結果、計画よりも早く2001年に90%以上が解読され、2003年に全配列解読完了の宣言が発表された（詳細はwww.genome.govに詳しい）。なお、この2003年は、ワトソン（James D. Watson）とクリック（Francis H.C. Crick）らが、遺伝子の本体であるDNAの二重らせん構造を報告した年（1953年）から、50周年という節目の年でもあった。そして、ワトソンは、とりもなおさずヒトゲノム計画開始時の責任者であった。

余談だが、ヒトゲノム計画の解読の対象となる遺伝子は、ワトソンの遺伝子ではないかという説がまことしやかに語られたことがある。しかし後に明らかになったところでは、ヒトゲノム計画で解析された遺伝子は、ヨーロッパ系匿名提供者によるものだった。しかも部分により、何人かに由来するものが混合されたのだという。その後もちろん、アジア系、アフリカ系のヒトゲノムも解析された。

ヒトゲノム計画では、さまざまな疾患を引き起こす原因遺伝子が「同定」された。黎明期の細菌学者によって、「病気」の原因となる、ウイルスや細菌などの「病原体」が同定されたのと同様に、さまざまな「疾患」の「原因遺伝子」が突き止められた。

ヒトゲノム計画は、遺伝子に対する数多くの知見と遺伝子解析技術のイノベーションを生んだが、同時に多くの弊害をもたらした。その最たるものは「遺伝子至上主義」あるいは「遺伝子原理主義」ともいえる極端な考えだ。「遺伝子原理主義者」たちは、遺伝子を解読すれば、その人物の性格や知性、発病リスクや寿命、はては運命までが予測できるかのような幻想を振りまいた。

確かに、ゲノム解析技術の進歩で、特定の疾患の原因遺伝子が同定されたが、発見されたのは一部にすぎず、それらの遺伝子変異ですべての病態を説明できるわけではない。いまなおどのような役割を果たしているのかわからない遺伝子も数多い。残念ながら「遺伝子ですべてを語りうる」ほど、科学は進歩していない。その意味でも遺伝子原理主義は「非科学的」だった。

遺伝子原理主義はもうひとつの極端な考え方への道をも拓いてしまった。根拠に乏しい漠然とした不安と懸念にもとづく「遺伝子」解析に対する忌避感、さらには全面的な否定と拒絶である。ダウン症などの染色体異常をはじめとするさまざまな遺伝子疾患を正確に理解するうえで、遺伝子の解析とその正確な理解は不可欠である。「遺伝子がかかわる議論はいっさいまかりならぬ」では議論は深まらない。

さまざまな生殖に関連する議論をするときに、「遺伝子」は通奏低音として必ず流れ続けている。それなしには、またそれだけでは、けっして音楽は成り立たない。生殖医療と遺伝子解析をめぐる議論の断絶が象徴的に現れたのが着床前診断と着床前スクリーニングをめぐる問題だった。

着床前診断と着床前スクリーニング

ロンドンのウエストエンドから地下鉄セントラルラインに乗り、西に向かう。線路と車輪の擦れる金属音が少し静かになったとあなたが気付けば、列車はトンネルから地上に出ているはずだ。間もなくホワイトシティ（White City）の駅で、左側にＢＢＣの放送センターが見える。この駅にしばらく停車した列車が、やがて静かに動き始めさらにスピードをあげる、そして、次のイーストアクトン（East Acton）駅に到着するまでの右側に、ハマースミス（Hammersmith）病院を見ることができるだろう。私が、25年以上前に、仕事をしていた施設である。病院を過ぎてしまうと、その隣にあるのは、ウォームウッドスクラブズの刑務所である。

１９８９年、ちょうど私が滞在しているとき、ハマースミス病院のアラン・ハンディサイド（Alan Handyside）が率いるチームは、Ｘ染色体上にその原因遺伝子がある副腎白質ジストロフィー（Adrenoleukodystrophy）という重篤な疾患に注目していた。この病気は、胎児がX染色体を1つしか持たない男児である場合に限り発症する。

したがって、あらかじめ移植する胚の性別診断ができれば、つまりX染色体を2つ持つ女児となる胚を子宮に移植できれば、健康なこどもが生まれてくることが期待できるのだ。このチームは胚の性別診断を実行した。これが世界初の着床前診断（Preimplantation Genetic Diagnosis：PGD）の成功例となった。[*5] さらに彼らは、引き続いて、単一遺伝子疾患のひとつである嚢胞性線維症（Cystic Fibrosis）の着床前診断にも、世界ではじめて成功した。[*6]

着床前診断という技術は、体外受精により得られた胚から一部の細胞を取り出して検査し、その遺伝子や染色体を調べて、ひとつひとつの胚が対象とする疾患に罹患しているかどうかを検討する技術である。実際には、特定の染色体を蛍光発色させるFISHという方法や、特定のDNA配列を増幅・検出するためのPCRという方法が当時用いられた。

着床前診断という方法が出現する前までは、こどもを重篤な遺伝性疾患のためになくしたカップルが、次の妊娠時に同じ悲劇を繰り返さないために取り得る対策は、羊水診断などの検査を受けることだった。つまり、妊娠週数がある程度進んでから、何らかの方法で胎児側の細胞を入手し、その遺伝情報を得て、もし胎児が同じ疾患に罹患していることが判明した場合は人工妊娠中絶するという方法である。

着床前診断を導入することにより、妊娠している女性に対する羊水穿刺《せんし》などの侵襲は不要となり、また、心理的負担の大きい妊娠中期の人工妊娠中絶を回避することができる。しかし他方で、もし着床前診断を行うとすると、生殖医療を行う必要性のないカップルが体外受精をしなければならない。着床前診断自体の診断精度は100％ではなく、誤った診断が出る危険性はゼロではない。また、「胚生検」が生まれてくるこどもに及ぼす影響も明らかでなかった。

着床前診断の導入にあたっては、その施行の是非、その医学的意義については、賛否様々な議論が戦わされることとなった。

英国では、ハンディサイドらの研究に対して、筋ジストロフィーの患者団体をはじめ、多くの遺伝性疾患の患者家族団体により設立された各種チャリティ組織が研究資金の供与を行った。すなわち、結果的に治療困難な先天性疾患の患児の出生を阻止することになる着床前診断に対する当事者団体の期待と支持は、大きかったのである。

ハンディサイドらによって設立されたESHRE（ヨーロッパヒト生殖学会議）のPGDコンソーシアムは、その後、着床前診断という方法の内包する利点と欠点を熟慮しながら、その適正な運用をめざし、今日に至るまで毎年データを集積している。62施設からコンソーシアムに寄せられた報告によると、2010年には、1万6768個の胚に着床前診断が施行され、567人の子が出生したことがわかっている。[*7]

着床前診断の適用となった疾患には、流産の原因となるさまざまな染色体構造異常（1071周期）、デュシェンヌ型筋ジストロフィーや血友病などX連鎖性疾患（108周期）、ハンチントン病や囊胞性線維症など単一遺伝子疾患（1574周期）が含まれる。ほとんど流産となることが確実な染色体構造異常や明らかに重篤な予後が予想される病態が数多く対象となっている。長期にわたる検討作業によって、どのような疾患に対して着床前診断を行うことが、一定の合理性を持つかという論点は、ほぼ今日までに解決したと言える。

しかし、施行される回数は多くないものの、なかには致死性あるいは重篤とはとても言い難い疾患について、同じように着床前診断が拡大されて施行されている事実がある。たとえば、乳がんや卵巣がんリスクが高くなるBRCA1とBRCA2という遺伝子の突然変異がある（この変異があると乳がんになるリスクが80％まで上昇するという報告もある）。ハリウッド女優のアンジェリーナ・ジョリーは、このBRCA変異があるために、予防的に乳房と卵巣を切除する手術を行った。

仮定の話だが、彼女の両親が、着床前診断を行い、生まれてくるこどもにBRCA変異があることを知ったとしたら、その受精卵を子宮に戻すという選択をはたしてしたであろうか。もしその受精卵では妊娠・分娩を行わないという選択をしたら、アンジェリーナ・

ジョリーという大女優はこの世に誕生することはなかったかもしれない。

単一の遺伝子変異で発症することが判明している単一遺伝子病については、疾患の原因となる遺伝子が特定されていれば、理論的にはすべて検出可能である。着床前診断を行えば、出生前にその遺伝子病を持ったこどもの誕生を予測して完全に排除することができる。もし、着床前診断の対象となる遺伝子変異を広げていけば、その対象は限りなく広がっていく。

ここで必要になるのが、着床前診断の対象を決めるポリティクスである。診断手段の適用範囲を周辺に拡げることは、どの程度許されるのか。

流産を繰り返すために出生に至らない場合、また出生しても、きわめて早い段階で致死に至る重大な疾患の着床前診断は妥当に思えるが、重症度がさまざまで、長期に生存しうる可能性がある場合、あるいは治療法の進歩により以前よりも予後が改善してきている場合など、突き詰めて考えると、どこで線引きするかはきわめて難しい。中核的な客観的合理性が明確である方法や対象の周囲に、グレイな周辺領域や辺縁が限りなく広がっている。

着床前診断の対象となるかどうかの判断にあたっては、あくまでも病気のこどもたちとその家族の意向を最大限尊重するべきだろう。もちろん障害のあるこどもと家族を医療や社会は、最大限支援しなければならない。しかし、もっとも近くにいる家族が、もし熟慮の結果、着床前診断（あるいは出生前診断）を行うという選択をする場合、その重い判断を覆すことはとても難しい。それでもなお、着床前診断は、あくまでも狙いを定めた重大な遺伝性疾患の診断手段でなければならない。単なる性別選択（男の子が欲しいとか、女の子が欲しい）とか、身体的な特徴や知能などの、疾患とはおよそ関係のない特性については、対象外となることは議論の余地もない。

近年、着床前スクリーニング（Preimplantation Genetic Screening：ＰＧＳ）という、着床前診断によく似た名前の方法論が、話題にのぼることが急速に増えてきた。これについても触れておきたい。

こちらは、何度体外受精胚移植などの治療を受けても妊娠成立に至らない女性や流産を繰り返す女性に対して、移植する胚の染色体数をチェックして、正常な胚を移植することにより、妊娠する確率を上昇させようとするものである。すなわち、移植胚を選択する段階をもうひとつ付加することが、その基本コンセプトである。

前に述べたように、卵子の発生成熟過程では、減数分裂の際に、染色体が正確に半分になることが必要である。しかし、女性の加齢とともに、染色体分離のうまく行かない場合が増えて、排卵される卵子の染色体数が多かったり、少なかったりするようになる。つまり、結果として、受精後の胚が持つ22組の常染色体と1組の性染色体のうち、いずれかの染色体数が、多かったり（2本が3本に）、少なかったり（2本が1本に）することとなる。これらの胚のほとんどは、胚移植しても、妊娠に至らないか、妊娠しても流産に終わることが知られている。付け加えるならば、自然におこる流産も、大部分は同様の染色体異数性に原因があることがわかっている。

着床前スクリーニングは、染色体数に問題がないことを確認できた胚のみを移植することで、最終的にこどもを得る確率を上昇させようという取り組みである。スクリーニングは原則としてすべての染色体に対して行われる。

もっとも実際に着床前スクリーニングが有効であるかについては、まだ結論の出せる段階ではない。以前に行われていたような、いくつかの染色体（たとえば5種類とか6種類）についてのみ異数性をチェックする方法については、大規模比較試験により妊娠・分娩に至る例が必ずしも増加しないと報告された。また、先ほど引用した2010年のESHREの報告では、高齢妊娠や反復流産について、着床前スクリーニングを2979周期、1万5068個の胚について施行したが、正常な染色体数の移植可能胚は31％にすぎず、胚移植後に実際に出生したのはわずか430人にすぎなかったという。

つまり、胚移植までたどりつけば、もちろん一定の成績が期待できるが、そもそも絶対数が少ないため、この方法により利益を得られる女性は、全体から見れば、一部にすぎない可能性がある。つまり着床前スクリーニングを実施しても、正常な妊娠・分娩ができるようになるのはごく少数で、胚移植に至らない女性が増えるだけで終わる可能性がかなりあるのだ。

ビジネスとしての遺伝医学

着床前診断と着床前スクリーニングが、世界的に急速に拡大してきた理由はなぜなのか。「完全なベビーを求めるヒトの欲望によるものだ」という意見がしばしば表明されるが、私はそのような一見合理的に説明できそうな、しかし実は表層的にすぎない意見は必ずしも正しいものとは思わない。

同様に「着床前診断は将来のデザイナーズベビーにつながる」という全面的批判が、しばしば表明されるが、あまりに短絡的と言わざるを得ない。実際に重篤な病を抱えたこどもの親たちの願いや、流産を繰り返した女性の落胆が、それほどまで軽薄で個人的な欲求水準のみに還元されて議論されるのは、どう考えても不当である。

遺伝性疾患とは関係のない男女の産み分けのような濫用には断固として反対するが、重大な遺伝性疾患や習慣流産のような深刻なケースについて、着床前診断を行うことは許容すべきだと、私は考える。そして着床前診断という方法論の問題点と限界を理解したうえで、個人の選択として、診断結果を公正に判断できるのであれば、それを押しとどめることは、余計なお世話なのだろう。

一方で、着床前診断と着床前スクリーニングが無制限に拡大するのではないかという危惧については、当然理解できるし、それについての歯止めも必要であろう。

着床前診断などが拡大する重要な要因のひとつとして、技術供給側の経済的事情が関係していることは頭に置いておく必要がある。

先に述べたように、今世紀になって、遺伝医学の技術的進歩は、まさに爆発的な状況にある。遺伝子解析技術のイノベーション、コンピューターの演算能力の向上、ビッグデータを解析する技術と、完全に足並みをそろえて進んでいる。

現代の遺伝子解析技術は、すべてコンピューターの演算速度に完全に依存している。考えてみれば、私が約25年前に初めて買ったマッキントッシュコンピューターのメモリーの容量は、わずか16ＫＢにすぎなかったが、この原稿を書いているコンピューターは最新ではないけれども、16ＧＢのメモリーを持ち、それは１００万倍になっているのだ。

そして、ヒトゲノム計画が開始されて、奇《く》しくも同様に約25年しか経っていないにもかかわらず、当時の小国の国家予算に匹敵するほど費用のかかった個人ゲノム解析が、わずか1000ドル以下でできるようになろうとしている。こちらは、およそ100万分の1になったのである。そして、幅広い一般医療に、このゲノム解析技術が提供され始めている。

実は、着床前スクリーニングはいまや、実際の方法論としては全ゲノム解析に限りなく近づいており、着床前診断についても同様である。なぜなら狙いを定めて診断をするというオリジナルの着床前診断の方法は、いわば本質的にテーラーメイドであるため、コストが必然的にかかるからだ。遺伝子解析のイノベーションが進めば、いずれ特定のゲノム配列を調べるためのカスタム化をするよりも、全部そっくり調べる方が安上がりになるはずだ。

現在、着床前診断と着床前スクリーニングを含むさまざまな遺伝子解析に広く用いられ始めた次世代シークエンサー（NGS）という機械は、まさしくこの変化の〝主犯〟である。NGSのさらなる進歩とコスト削減が続けば、血液検査をするような簡便さで、誰もが自分のゲノム配列を簡単に知ることができるようになるかもしれない。着床前診断をすれば、あえて望まなくとも、生まれてくるこどもの全ゲノム解析情報が簡単に手に入る。新しい方法論や技術の供給が、新たな需要を必要とし、あるいは創り出し、中核から辺縁へ次々に拡大進展していく。

オーストラリアでは、数年来、体外受精を行う生殖医療（ＡＲＴ）クリニックのチェーン化が話題になっていた。ビジネスとして有望であるという投資家の判断により、株式会社が次々に経営権を握り、最終的にオーストラリア国内の生殖医療クリニックが、事実上2つに集約された。これらの会社の株価はいったん上昇し、投資グループにはご同慶の至りであったにもかかわらず、世界同時株安には対抗しきれなかった様子だ。

さて、片方のグループは、遺伝子解析事業部門を持っており、生殖医療クリニックと遺伝子解析産業の協業は明らかに戦略的に選択されたと思われる。両者は、それだけ親和性が高く、相互の利益拡大が期待できると判断されたのであろう。

つまり、私たちが、「遺伝子」のことを考えるとき、先ほどのべた「遺伝子解析全面拒絶」も、「遺伝子至上主義、原理主義」も、あまりにナイーブすぎて、もはやお話にならないほど時代は変わっている。「遺伝子解析」は、日常化しようとしているのだ。

遺伝子解析は、重要で不可避な技術論であることを率直に認め、公開された情報に基づく個人の「選択」が本当に公正に行われるように、教育による知識普及と意識啓発をすすめることが必要なのだ。そして何よりも、「遺伝子」がすべてを決めるという思い込みをみずから廃棄できるまでの、深い知識普及と意識啓発をめざさねばならない。

法律とガイドライン

わが国には、生殖医療に関連する法律が何もない。これは、世界的に見てきわめて珍しいといえる。もちろん、法律は各国国民の社会や文化、宗教や信条に大きく依存して作成されねばならず、憲法や他の法律との整合性が必要だ。しかし、ここまで何回も述べたように、裁判所が法律の未整備を指摘し、早急な整備を求める判決を繰り返し出しているのにもかかわらず、いまだに未整備であることは、問題であると言わざるを得ない。

どんな法律が必要なのか。それはまず、特に第三者配偶子を利用する、あるいは代理懐胎などにより生まれたこどもたちの地位と権利を明文化する法律である。すなわち、実際に存在する一部のこどもたちが、ほかのこどもたちと平等であることを保障する、このような法律に異議をはさむ余地はないのではないか。具体的には、国会において民法の新しい特例法が成立し、「こどもを産んだ女性が母」「女性の夫が父」「配偶子提供者はそのこどもを認知できない」、この三点が明文化されればよいのだ。

「こどもを産んだ女性が母」なんて当たり前でしょ、そんなこともどこにも書いてないの？　と問われる向きもあるかもしれないが、そのとおり、わが国の法律にはどこにも書いていないのだ。明治時代につくられたわが国の民法が、生殖医療を想定していないのは当たり前である。最初に制定された時の関係者を非難するわけにはいかない。必要な改正を行ってこなかった最近約30年間の過去を非難すべきなのだ。特に法制審議会中間試案以後の十数年が問題である。実際のところ、ほとんどの国において、ルイーズ・ブラウンさんの誕生後に、何らかの家族法の改正や制定が行われたのである。英国などでも、代理懐胎においては、生みの親である代理母が法的な母親だから、依頼者カップルとの法的関係を養親・養子あるいは監護者・被監護者として形成する必要があるのだ。

一方、前にもふれたが、生殖医療の行為規制は、現在のところ、業界団体である日本産科婦人科学会のガイドラインによる自主規制のみに基づいている。ガイドラインには罰則がないはずである、つまり、基本は「プロフェッショナルオートノミー（「職業人による自治」の意）を信頼すること」が、その運用の基盤である。これを変える必要があるのか。あるいは変えずとも大丈夫なのか。

一般論で言うと、一定の機能を果たしている現状を変更するためには、現在の状況の問題点が何なのかを明確にすること（正確な現状認識）、そして、変更することによる利益と不利益を整理すること（利害得失の冷静な判断）がまず必要となる。ここに感情論や利益誘導が重なると、ろくなことにならないのは、いずこの世界でも同様である。

現在、わが国では、生殖医療の治療周期1周期毎にその内容と結果をオンライン登録するシステムや研究的医療の登録と報告などが既に整備されている。また、生殖医療に従事する関係者の継続的教育研修は日本生殖医学会による専門医認定をはじめ、学会レベルにおける医師と胚培養士の教育研修システムが既に整備されている。さらに、代理懐胎は過去の一部の例外をのぞいて、わが国では施行されていない。

では、問題は何もないのか。実は、これらはすべて当事者である医師や胚培養士の自主性に依存している、つまり性善説に基づくシステムである。これではいけないのだろうか？　読者はここが心配であろうか？

もし罰則を伴うシステム＝法規制を、これら不妊治療の調査解析や教育研修そして行為規制に持ち込めば、すべての懸念は払拭されるのだろうか。ここからが「利害得失の冷静な判断」となる。

この判断のために最適の、そして必須の材料は過去の事例である。なぜなら扱うのが数学や理論物理学でない以上、未来を科学的に予測するためには、過去に学ぶ以外方法はないからだ。それは諸外国における経験である。前にも述べたように、多くの国で、さまざまなタイプの法規制が導入された。そして、法規制は歴史的に評価され、多くの国で改正が繰り返されてきた。その理由は、規制が不合理である、あるいは不合理になったからだ。生殖医療に対する包括的な規制法を導入した先駆けである英国は、そのＨＦＥ法

(Human Fertilization and Embryology Act) を、数回の小改正のあと、大改正した。スウェーデンやデンマークなどの北欧諸国も法律を改正した。きわめて制限的な法律をいったん導入したイタリアやドイツ、スイスも、最近になって法改正をした。

いずれの場合も、法律をより非制限的な方向へ改正したのである。

なぜか。もちろん、さまざまな進歩により、生殖医療の内容が変わったこともあるが、むしろ、社会が変わったことによる変更であるというべきであろう。さまざまな思い込み、特に家族に対する保守的な思い込みが少しずつ希薄となり、同時に多様化したこと、不妊治療を受けるための渡航治療が当たり前になり、一国完結主義の突出した厳しい法規制が、そもそも無意味になったことなどが、重要な要素であろう。

つまり、今からもし生殖医療の行為規制を主眼とする法律を導入するとしたら（その数少ない国々に含まれるわが国のことを考えると）、判断材料の中心部分は、既に過去の事例として、諸外国において一通り取り揃えられているということもできるだろう。

また、忘れてはならないことは、宗教との共存である。私たち日本人は、幸か不幸か、きわめて非宗教的である。そして、その副作用、あるいは反作用として、共通の価値観を持ちにくい部分があることを認める必要がある。けれども、互いを尊重し、異なる立場や考え方を認め合うためには、これはきわめて有利な背景と考えるべきなのではなかろうか。

＊1 Amrita Pande：Wombs in Labor：Transnational Commercial Surrogacy in India. Columbia University Press, New York 2014

＊2 日比野由利編著：アジアの生殖補助医療と法・倫理　法律文化社　2014年

＊3 Semba Y *et al.*：Surrogacy：donor conception regulation in Japan. Bioethics 24：348-57, 2010

＊4 Twine FW：Outsourcing the Womb：Race, Class, and Gestational Surrogacy in a Global Market 2nd edition. Routledge, New York & London 2015

＊5 Handyside AH *et al.*：Pregnancies from biopsied human preimplantation embryos sexed by Y-specific DNA amplification. Nature 344：768-70, 1990

＊6 Handyside AH *et al.*：Birth of a normal girl after in vitro fertilization and preimplantation diagnostic testing for cystic fibrosis. N Engl J Med 327：905-9, 1992

＊7 De Rycke *et al.*：ESHRE PGD Consortium data collection XIII. Hum Reprod 30(8)1763-89, 2015

おわりに

大西洋に浮かぶフェロー諸島を、共同研究者である出口顯島根大学教授と再訪したのは、2015年9月のことであった。今回は、わずか3日の強行軍であったが、比較的天候に恵まれ、順調に予定していたインタビューをこなすこともできた。そして、この本をまとめるきっかけとなったのは、あしかけ15年におよぶ出口さんとの北欧調査の区切りをつける段階となったことが大きい。生殖医療の調査にはじまり、さまざまな家族のありかたの共存、特に海外からやってきた国際養子のいる多くの家庭を訪れる調査の日々であった。フィールドワークにまったくの素人であった私は、15年たっても人類学者もどきによ うやく到達できたか怪しいが、たくさんの人々に出会いインタビューし、また数多くの大切な本を読むことができた（加えてヘニング・マンケルなど北欧ミステリーも随分と読んだが）。また、各国にたくさんの友人を持つことができた。

まずは出口さんに心から感謝したい。また、継続してきた調査旅行には、出口教授の文部科学研究費（海外学術調査）と金沢大学日比野由利先生を代表者とする厚生労働科学研究費による援助をいただいたことを記し、感謝の意を表する。

なお、本書の第2章の内容は、エドワーズ博士とステプトー医師による“A Matter of

Life Second Edition”（2011）と、ハワード・ジョーンズ博士による“In Vitro Fertilization Comes to America”（2014）の記載によるところが大きい。筆者は、幸いにも生前のエドワーズ博士とお会いし、お話しする機会が何回かあった。したがって、記載にあたり、笑顔を思い出しつつ、イメージしながらあたることができた。もっとも印象に残っているのは、英国ではなく、東京の全日空ホテルでお会いした時である。レストランで朝食をとっていたところ、向こうからよく知った顔の先生が歩いてきて、一緒にすわってよいかと聞いてきたのである。これが、エドワーズ博士であった。食事をしながら、私のつたない英語と、英国北部なまりの聞き取りにくい英語で、かみ合わない部分の多い会話だったことを覚えている。また、ハワード・ジョーンズ博士も２０１５年にお亡くなりになり、初期からＩＶＦに関わった人々の代替わりが急に進み、新たな時代に移った感が強い。

なお、本書に登場する人物のほとんどは実名であるが、一部のこどもたちの名前などについては、仮名としてあることをお許しいただきたい。また、本書の出版にあたっては、講談社学芸部の高月順一さんに大変お世話になった。さらに、執筆中メールでさまざまな励ましをいただいたフリー編集者の小峰敦子さんに心から感謝する。最後に、本書を、２０１５年４月29日に89歳で世を去った生涯現役産婦人科医師で医史学研究者だった私の父、石原力に捧げる。

講談社現代新書　2383

生《せい》殖《しょく》医《い》療《りょう》の衝《しょう》撃《げき》

二〇一六年八月二〇日第一刷発行

著者　石原《いしはら》　理《おさむ》　© Osamu Ishihara 2016

発行者　鈴木　哲

発行所　株式会社講談社

東京都文京区音羽二丁目一二―二一　郵便番号一一二―八〇〇一

電話　〇三―五三九五―三五二一　編集（現代新書）

〇三―五三九五―四四一五　販売

〇三―五三九五―三六一五　業務

装幀者　中島英樹

印刷所　慶昌堂印刷株式会社

製本所　株式会社大進堂

定価はカバーに表示してあります　Printed in Japan

N.D.C.491.354　202p　18cm

ISBN978-4-06-288383-2

「講談社現代新書」の刊行にあたって

教養は万人が身をもって養い創造すべきものであって、一部の専門家の占有物として、ただ一方的に人々の手もとに配布され伝達されうるものではありません。

しかし、不幸にしてわが国の現状では、教養の重要な養いとなるべき書物は、ほとんど講壇からの天下りや単なる解説に終始し、知識技術を真剣に希求する青少年・学生・一般民衆の根本的な疑問や興味は、けっして十分に答えられ、解きほぐされ、手引きされることがありません。万人の内奥から発した真正の教養への芽ばえが、こうして放置され、むなしく滅びさる運命にゆだねられているのです。

このことは、中・高校だけで教育をおわる人々の成長をはばんでいるだけでなく、大学に進んだり、インテリと目されたりする人々の精神力の健康さえもむしばみ、わが国の文化の実質をまことに脆弱なものにしています。単なる博識以上の根強い思索力・判断力、および確かな技術にささえられた教養を必要とする日本の将来にとって、これは真剣に憂慮されなければならない事態であるといわなければなりません。

わたしたちの「講談社現代新書」は、この事態の克服を意図して計画されたものです。これによってわたしたちは、講壇からの天下りでもなく、単なる解説書でもない、もっぱら万人の魂に生ずる初発的かつ根本的な問題をとらえ、掘り起こし、手引きし、しかも最新の知識への展望を万人に確立させる書物を、新しく世の中に送り出したいと念願しています。

わたしたちは、創業以来民衆を対象とする啓蒙の仕事に専心してきた講談社にとって、これこそもっともふさわしい課題であり、伝統ある出版社としての義務でもあると考えているのです。

一九六四年四月　野間省一

自然科学・医学

15 数学の考え方――矢野健太郎
1141 安楽死と尊厳死――保阪正康
1328 「複雑系」とは何か――吉永良正
1343 カンブリア紀の怪物たち　サイモン・コンウェイ・モリス　松井孝典 監訳
1500 科学の現在を問う　村上陽一郎
1511 優生学と人間社会――米本昌平 松原洋子 橳島次郎 市野川容孝
1689 時間の分子生物学――粂和彦
1700 核兵器のしくみ――山田克哉
1706 新しいリハビリテーション　大川弥生
1786 数学的思考法――芳沢光雄
1805 人類進化の700万年　三井誠
1813 はじめての〈超ひも理論〉　川合光
1840 算数・数学が得意になる本　芳沢光雄
1861 〈勝負脳〉の鍛え方――林成之
1881 「生きている」を見つめる医療――中村桂子 山岸敦
1891 生物と無生物のあいだ――福岡伸一
1925 数学でつまずくのはなぜか　小島寛之
1929 脳のなかの身体――宮本省三
2000 世界は分けてもわからない　福岡伸一
2023 ロボットとは何か――石黒浩
2039 ソーシャルブレインズ入門　藤井直敬
2097 〈麻薬〉のすべて――船山信次
2122 量子力学の哲学――森田邦久
2166 化石の分子生物学――更科功
2170 親と子の食物アレルギー――伊藤節子
2191 DNA医学の最先端　大野典也
2193 〈生命〉とは何だろうか　岩崎秀雄
2204 森の力――宮脇昭
2219 宇宙はなぜこのような宇宙なのか――青木薫
2226 宇宙生物学で読み解く「人体」の不思議――吉田たかよし
2244 呼鈴の科学――吉田武
2262 生命誕生――中沢弘基
2265 SFを実現する――田中浩也
2268 生命のからくり――中屋敷均
2269 認知症を知る――飯島裕一
2291 はやぶさ2の真実――松浦晋也
2292 認知症の「真実」――東田勉

心理・精神医学

経済・ビジネス

350 経済学はむずかしくない〈第2版〉——都留重人
1596 失敗を生かす仕事術　畑村洋太郎
1624 企業を高めるブランド戦略——田中洋
1641 ゼロからわかる経済の基本——野口旭
1656 コーチングの技術——菅原裕子
1695 世界を制した中小企業　黒崎誠
1926 不機嫌な職場——高橋克徳　河合太介　永田稔　渡部幹
1992 経済成長という病——平川克美
1997 日本の雇用——大久保幸夫
2010 日本銀行は信用できるか　岩田規久男
2016 職場は感情で変わる　高橋克徳
2036 決算書はここだけ読め！——前川修満
2061 「いい会社」とは何か　小野泉　古野庸一
2064 決算書はここだけ読め！キャッシュ・フロー計算書編　前川修満
2078 電子マネー革命——伊藤亜紀
2087 財界の正体——川北隆雄
2091 デフレと超円高——岩田規久男
2125 ビジネスマンのための「行動観察」入門　松波晴人
2128 日本経済の奇妙な常識　吉本佳生
2148 経済成長神話の終わり　アンドリュー・J・サター　中村起子 訳
2151 勝つための経営——畑村洋太郎　吉川良三
2163 空洞化のウソ——松島大輔
2171 経済学の犯罪——佐伯啓思
2174 二つの「競争」——井上義朗
2178 経済学の思考法——小島寛之
2184 中国共産党の経済政策　柴田聡　長谷川貴弘
2205 日本の景気は賃金が決める　吉本佳生
2218 会社を変える分析の力　河本薫
2229 ビジネスをつくる仕事　小林敬幸
2235 20代のための「キャリア」と「仕事」入門——塩野誠
2236 部長の資格——米田巖
2240 会社を変える会議の力　杉野幹人
2242 孤独な日銀——白川浩道
2252 銀行問題の核心——江上剛　郷原信郎
2261 変わった世界　変わらない日本——野口悠紀雄
2267 「失敗」の経済政策史　川北隆雄
2300 世界に冠たる中小企業　黒崎誠
2303 「タレント」の時代——酒井崇男

趣味・芸術・スポーツ

620 時刻表ひとり旅——宮脇俊三
676 酒の話——小泉武夫
1025 J・S・バッハ——礒山雅
1287 写真美術館へようこそ——飯沢耕太郎
1371 天才になる!——荒木経惟
1404 踏みはずす美術史——森村泰昌
1422 演劇入門——平田オリザ
1454 スポーツとは何か——玉木正之
1510 最強のプロ野球論——二宮清純
1653 これがビートルズだ 中山康樹
1723 演技と演出——平田オリザ
1765 科学する麻雀——とつげき東北
1808 ジャズの名盤入門——中山康樹
1890 「天才」の育て方——五嶋節
1915 ベートーヴェンの交響曲——金聖響 玉木正之
1941 プロ野球の一流たち 二宮清純
1963 デジカメに1000万画素はいらない たくきよしみつ
1970 ビートルズの謎——中山康樹
1990 ロマン派の交響曲——金聖響 玉木正之
2007 落語論——堀井憲一郎
2037 走る意味——金哲彦
2045 マイケル・ジャクソン——西寺郷太
2055 世界の野菜を旅する 玉村豊男
2058 浮世絵は語る——浅野秀剛
2111 ストライカーのつくり方——藤坂ガルシア千鶴
2113 なぜ僕はドキュメンタリーを撮るのか——想田和弘
2118 ゴダールと女たち 四方田犬彦
2132 マーラーの交響曲——金聖響 玉木正之
2161 最高に贅沢なクラシック 許光俊
2210 騎手の一分——藤田伸二
2214 ツール・ド・フランス 山口和幸
2221 歌舞伎 家と血と藝 中川右介
2256 プロ野球 名人たちの証言 二宮清純
2270 ロックの歴史——中山康樹
2275 世界の鉄道紀行——小牟田哲彦
2282 ふしぎな国道——佐藤健太郎
2296 ニッポンの音楽——佐々木敦

知的生活のヒント

78 大学でいかに学ぶか　増田四郎
86 愛に生きる――鈴木鎮一
240 生きることと考えること　森有正
297 本はどう読むか――清水幾太郎
327 考える技術・書く技術――板坂元
436 知的生活の方法――渡部昇一
553 創造の方法学――高根正昭
587 文章構成法――樺島忠夫
648 働くということ――黒井千次
722 「知」のソフトウェア――立花隆
1027 「からだ」と「ことば」のレッスン　竹内敏晴
1468 国語のできる子どもを育てる――工藤順一
1485 知の編集術――松岡正剛
1517 悪の対話術――福田和也
1563 悪の恋愛術――福田和也
1620 相手に「伝わる」話し方　池上彰
1627 インタビュー術！――永江朗
1679 子どもに教えたくなる算数　栗田哲也
1684 悪の読書術――福田和也
1865 老いるということ――黒井千次
1940 調べる技術・書く技術――野村進
1979 回復力――畑村洋太郎
1981 日本語論理トレーニング――中井浩一
2003 わかりやすく〈伝える〉技術――池上彰
2021 新版 大学生のためのレポート・論文術――小笠原喜康
2027 地アタマを鍛える知的勉強法――齋藤孝
2046 大学生のための知的勉強術――松野弘
2054 〈わかりやすさ〉の勉強法――池上彰
2083 人を動かす文章術――齋藤孝
2103 アイデアを形にして伝える技術――原尻淳一
2124 デザインの教科書――柏木博
2147 新・学問のススメ――石弘光
2165 エンディングノートのすすめ――本田桂子
2187 ウェブでの〈伝わる〉文章の書き方――岡本真
2188 学び続ける力――池上彰
2198 自分を愛する力――乙武洋匡
2201 野心のすすめ――林真理子
2298 試験に受かる「技術」――吉田たかよし

L

宗教

27 禅のすすめ——佐藤幸治
135 日蓮——久保田正文
217 道元入門——秋月龍珉
606 「般若心経」を読む——紀野一義
667 生命《いのち》あるすべてのものに　マザー・テレサ
698 神と仏——山折哲雄
997 空と無我——定方晟
1210 イスラームとは何か——小杉泰
1469 ヒンドゥー教　クシティ・モーハン・セーン　中川正生 訳
1609 一神教の誕生——加藤隆
1755 仏教発見！——西山厚
1988 入門 哲学としての仏教　竹村牧男
2100 ふしぎなキリスト教——橋爪大三郎　大澤真幸
2146 世界の陰謀論を読み解く——辻隆太朗
2150 ほんとうの親鸞——島田裕巳
2159 古代オリエントの宗教　青木健
2220 仏教の真実——田上太秀
2241 科学vs.キリスト教——岡崎勝世
2293 善の根拠——南直哉